医院预算管理与财务决策研究

李爱武 ◎ 著

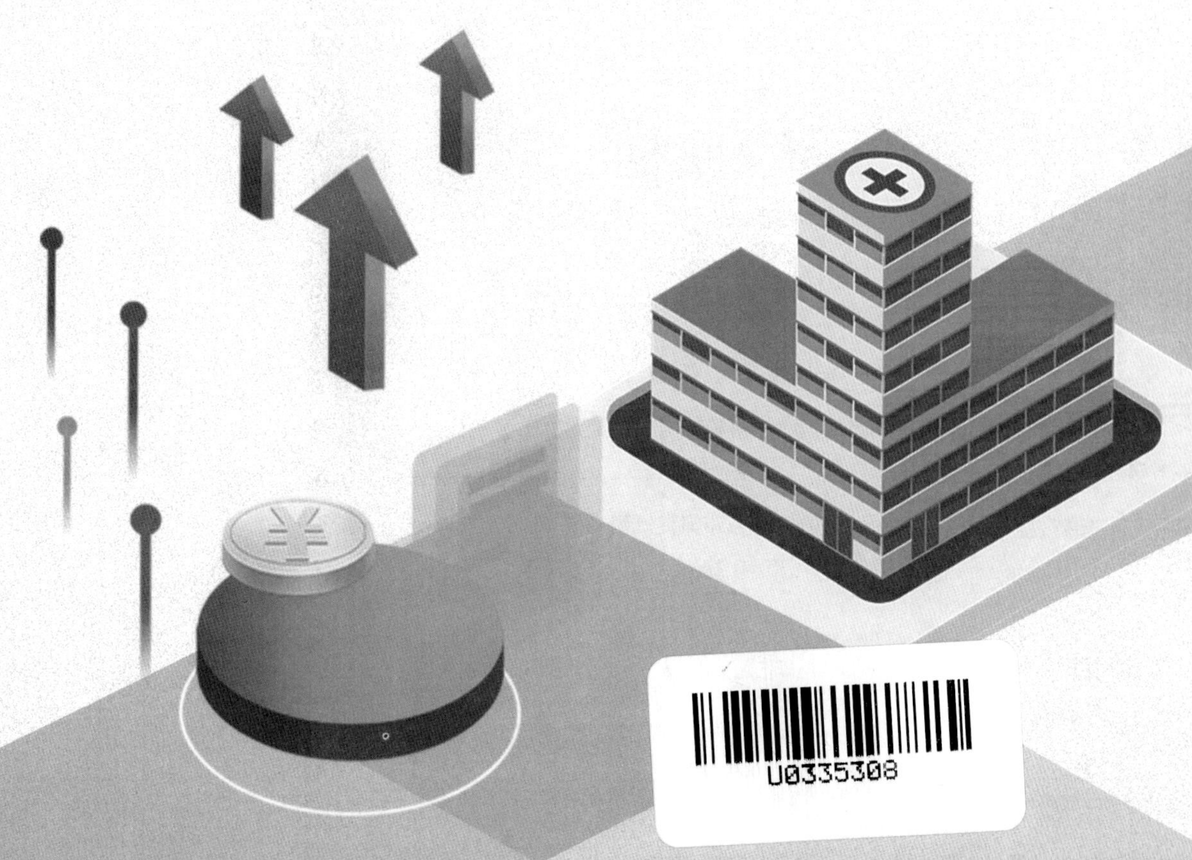

中国原子能出版社
China Atomic Energy Press

图书在版编目（CIP）数据

医院预算管理与财务决策研究 / 李爱武著 . -- 北京 : 中国原子能出版社 , 2022.12

ISBN 978-7-5221-2438-4

Ⅰ . ①医… Ⅱ . ①李… Ⅲ . ①医院－预算－财务管理 ②医院－财务管理－经营决策 Ⅳ . ① R197.322

中国版本图书馆 CIP 数据核字 (2022) 第 231711 号

医院预算管理与财务决策研究

出版发行 中国原子能出版社（北京市海淀区阜成路 43 号 100048）

责任编辑 潘玉玲

责任印制 赵 明

印　　刷 北京天恒嘉业印刷有限公司

经　　销 全国新华书店

开　　本 787mm × 1092mm 1/16

印　　张 11. 875

字　　数 240 千字

版　　次 2022 年 12 月第 1 版 2022 年 12 月第 1 次印刷

书　　号 ISBN 978-7-5221-2438-4 定 价 76.00 元

前　言

医院经济管理是现代医院正常运营和科学管理的重要组成部分，而医院财会活动及其管理则是影响医院生存与发展的核心环节，自然越来越得到各级医院管理和医疗服务人员的重视，同时也受到广大患者及其亲属的关注。各级各类医院通过精湛的医术、温馨的服务、合理的价格来满足患者的需求，进而为患者和医院创造更大价值的时代要求，催促着医院财会人员以更主动、更积极的姿态去深化医院改革，开拓财务领域各项工作。医院财会工作除了按照公认的会计原则，客观、真实地反映医院经营状况，揭示对国有资产受托经营责任，促进国有资产保值、增值外，更需要在开展预算管理、保证经营有序、实行成本核算、提供财务信息、制定成本标准、强化成本控制、实施分权管理、明确经营责任、分析投资计划、保证科学决策、吸收先进理念、推行作业管理、接轨外部市场、优化目标管理、拓展管理视野、开展价值链管理等方面进行管理创新。

本书是一本关于医院财务管理的专著，主要内容是财务预算预计财务决策。本书首先对医院财务管理进行了讲述；接着对财务预算以及财务决策展开讲述；最后对人工智能下的财务进行讲述。希望给有需要翻阅相关资料的读者提供可借鉴的内容。

目录

第一章　医院财务管理理论基础

第一节　医院财务管理的特点

在医院的生产经营活动中，投入的物资不断地运动，由一种价值形态转换为另一种价值形态，循环往复，形成了资金的运动，物资价值的运动通过资金运动体现出来。因此，医院的生产经营活动一方面表现为物资运动，另一方面表现为资金运动，医院的资金运动形成了医院的财务活动，继而产生了财务关系。医院的财务管理就是组织医院的财务活动，处理财务关系的一项经济管理工作，是医院管理的重要组成部分。财务管理渗透在医院的一切经济活动之中，凡是涉及资金的业务活动都属于医院财务管理的范畴，因此，医院财务管理是医院一切管理活动的基础，具有十分重要的作用。

由于医院职能的特殊性，医院财务存在一定的特殊性，因此，要正确把握医院财务管理的概念，必须理解医院资金运动与财务关系的内容。

一、医院资金运动

医院资金运动形成了财务活动，继而形成了财务关系，因此，财务活动和财务关系都与医院的资金运动密切相关，把握医院资金运动的规律与特点是做好医院财务管理的基础。

资金是社会再生产过程中各种财产物资价值的货币表现，是物资运动的价值反映，资金运动和物资运动共同构成了生产经营活动的过程。在生产经营活动中，物资不断地运动，其价值形态也不断地发生变化，由一种形态转化为另一种形态，循环往复，形成了资金的运动，物资价值的运动就是通过资金运动的形式表现出来的，资金运动以价值的形式综合反映着生产经营过程。

1. 根据运营阶段的不同，资金运动可以划分为三个阶段、五个过程。

（1）资金投入阶段，即资金筹集过程，筹资是为了满足投资和用资的需要，筹措和集中所需资金的过程，是资金运动的起点，是组织进行生产经营的前提。

（2）资金使用阶段，包含资金投放、资金耗费、资金收入三个过程。资金投放就是资金的运用过程，筹集来的资金必须投入运营资产上，主要是通过购买、建造等方式形成运营必备的生产资料，如固定资产、各种材料等。资金耗费就是资金在生产运营中的消耗，包括投入材料的消耗、人员经费的消耗、设备仪器的消耗等，这些消耗综合表现为成本或费用。资金收入是资金投入生产运营后带来货币收入的过程，包括产品的销售或服务的结算、定价规则、结算方式的选择、收入的实现等。

（3）资金退出阶段，即分配与结余过程，分配是对资金投入生产运营后所获得的货币收入的处置活动，分配后形成的结余是再生产的基础。资金退出既是一次资金运动的终点，又是下一次资金运动过程的起点。

在我国，公立医院（以下简称医院）是公益性事业单位，不以营利为目的，医院必须进行扩大再生产活动，满足自身生存与发展的需要，目的是更好地履行社会职能，满足社会公共需要，实现公共利益。在医院生产经营过程中，随着投入资金的运用，医院取得开展业务活动所必须的物资，并消耗一定的人力、物力、财力，用以进行医疗活动或完成一定的职能，最后又获得货币资金，用于再生产。在整个医院运营的过程中，一方面表现为实物形态的物资运动，如购置药品、卫生材料后形成库存物资，之后通过医疗过程提供医疗服务产品；另一方面表现为价值形态的资金运动，如购置药品、卫生材料后形成储备资金，提供医疗服务产品后形成了医疗服务产品资金，病人结算后又取得货币资金。随着医院生产经营活动的不断进行，医院的资金总是处于不断的运动之中，医院的资金运动形成医院经济活动的一个独立方面，这就是医院的财务活动。

2. 根据业务活动的性质及运动方式的不同，医院的资金运动总体上可以分为四类：一是正常医疗活动所形成的资金运动，二是医疗活动中的特殊事项形成的资金运动，三是专项活动所形成的资金运动，四是对外投资活动所形成的资金运动。

（1）日常医疗收支活动所形成的资金运动

日常医疗收支活动是医院在执业范围内开展的医疗、保健、康复等活动，这类活动形成的资金运动是医院资金运动的主体与核心。通常情况下，该类资金运动包括三个阶段。

投入、使用及退出阶段，其中投入阶段是资金筹集的过程，使用阶段是资金的投放、耗费及收入过程，退出阶段是结余及分配的过程，资金运动状况可表述为“三个阶段、五个过程”。

资金投入阶段，也即筹资过程，是日常医疗活动的起点和基本环节，为医院医疗活动再生产的顺利进行提供了保证。日常医疗活动资金的筹集渠道有医院净资产、负债、财政补助及科教项目资金等。医院净资产主要是专门用于事业发展的事业基金，包括结余分配转入资金（不包括财政基本支出补助结转）、非财政专项资金结余解除限制后转入的资金等；负债主要包括银行借款、预收医疗款、应付账款等；财政补助及科教项目资金主要是指可以用于开展日常医疗活动的补助收入，如人员经费、用于基本建设、设备购置等的专项收入等。

资金使用阶段包括投放过程、耗费过程及收入过程三方面。投放过程中，医院利用筹资收到的资金进行投放，一方面进行固定资产、无形资产投入，如修建住院大楼、改造病房、进行信息化建设等，形成单位的固定资产或无形资产，货币资金形态转化为固定资金形态；

另方面购买药品、卫生材料等开展医疗服务活动所必须的基本物资，对有些医院，购置原材料等进行加工，形成医院的自制试剂或药品，总之，这个过程中，货币资金形态转化为储备资金形态。耗费过程就是提供医疗服务的过程，医院耗费药品等各种物资，开展各项检查并耗费各类仪器等固定资产，支付医生报酬及其他费用，这些消耗就是日常的费用或成本。收入过程中，医院对病人接受的服务项目或病种等进行核定，按照国家物价部门规定的收费进行结算，获得医疗收入，取得货币资金。

资金退出阶段，即资金的结余与分配过程，主要任务是对结算过程取得货币资金，按规定正确计算与分配结余。专项补助结余应当按国家规定区别处理，执行“超收上缴”的医院应当按照规定将超收部分上缴财政，用于支持本地区卫生事业发展，除了有限定用途的结余及超收上缴部分外，结余的其他部分留归医院，从医院资金运动过程中退出。

（2）医疗活动中的特殊事项形成的资金运动

医疗活动中的特殊事项是指在日常医疗活动中发生的未能取得收入的事项，这类事项往往是医院为了履行社会责任及公益性，或是管理原因造成的，如对特殊人群医疗费用的减免、突发公共事件紧急医疗救治和预防保健任务，因住院病人逃费而发生的医疗欠费、因医院原因造成医保申报额与实际拨付额的不符等。该类事项的资金运动表现为“两个阶段、三个过程”。

这种事项的资金来源与上述医疗活动的特殊事项相同，两者的区别在于是否能够获得补偿并取得收入，如果能够取得收入则为日常的医疗活动，如果不能，则为医疗活动中的特殊事项。

医院获得投入资金后，进行资金投放、提供医疗服务，在后续环节中无法对付出的医疗服务进行补偿，也不能取得收入，因此，没有资金的结算过程，也无法取得货币资金。这类资金始于投入过程，止于资金使用阶段的服务过程，因此，只有资金投入阶段、资金使用阶段的投放过程和耗费过程，资金运动表现为“两个阶段、三个过程”。

（3）专项活动所形成的资金运动

专项活动指有专项资金来源，用于开展特定用途的、支出未计入特定对象成本的活动，如取得应急演练财政专项补助收入开展的演练活动，取得科教项目资金而用于的培训活动等。该类活动的资金运动表现为“两个阶段、两个过程”。

专项活动或两类活动的资金来源都可能是财政补助收入及科教项目收入，区别于这部分资金用于哪类活动的标志，是看该项支出是否计入了特定对象的成本，是否取得了收入，如果计入了特定对象的成本且取得了收入则为正常医疗活动，计入了特定对象的成本且未取得收入则为医疗活动中的特殊事项，未计入特定对象的成本且未取得收入则为专项活动。医院开展的专项活动，如取得应急演练财政专项补助收入而开展的演练活动，取得科教项目资金而用于的培训活动等。

取得专项活动的资金后，即进行资金的使用，用于专门的用途，资金被消耗掉，这类资金通常具有一次收支和无偿性等基本特征，资金运动经历资金投入阶段和资金使用阶段的耗费过程。

（4）对外投资活动所形成的资金运动

对外投资是医院以货币资金购买国家债券或以实物、无形资产等开展的投资活动。对外投资活动的资金运动表现为“三个阶段、四个过程”。

医院应当在保证正常运转和事业发展的前提下严格控制对外投资，对外投资的资金来源也有一定的限制，不能够使用财政拨款、财政拨款结余开展对外投资。

医院是公益性事业单位，因此，对外投资的资金投放范围也有一定的限制，只是经济活动的辅助内容，原则上不得进行营利性投资，非营利性投资范围也仅限于医疗服务相关领域，主要是购买国家债券及投资医疗相关行业。投资到期或按约定可获得投资收益，并形成医院结余，资金退出该次的资金运动过程。对外投资活动的资金运行经历了资金投入结算，资金使用阶段中的投放过程、收入过程及退出阶段，表现为“三个阶段、四个过程”。

二、医院财务关系

医院开展财务活动的过程中，与多个方面都有着密切的联系，在资金运动中与各方面发生的经济关系就是医院的财务关系。

（一）外部财务关系

1. 医院与主管部门的财务关系

主管部门作为医院的直接管理机构，负责当地的卫生发展及规划，医院资金总体收支及规划情况及重大事项必须经过主管部门批准，医院和主管部门的财务关系主要体现在项目资金（经费）申请、审批医院预决算及其他报表、药品等物资的采购、重大建设项目及对外投资的审批、相关财务管理制度或政策的报批等方面。

2. 医院与财政部门的财务关系

财政部门作为政府的组成部门，负有综合管理财政收支，财税政策，实施财政监督，参与国民经济进行宏观调控的职责，医院与财政部门的财务关系主要体现在财政资金直接支付或授权支付的申请与批准，账户、相关票据及印章的使用及规范等。

3. 医院与税务部门的财务关系

税务部门是主管当地税务工作的行政机构，医院应该按照国家税收法律、法规的规定依法纳税（费），如个人所得税、营业税、城市维护建设费等，医院应该及时、足额纳税，这是医院对国家应尽的义务，必须认真履行，医院与税务部门的财务关系反映的是依法纳税和依法征税的税收权利义务关系。

4. 医院与社会保障部门的财务关系

社会保险是国家强制规定职工及单位按一定比例缴纳的费用，主要包括医疗保险费、养老保险费、失业保险费、工伤保险费和生育保险费等，住房公积金是单位及其在职职工缴存的长期住房储备金，是住房分配货币化、社会化和法制化的主要形式。社会保险和住房公积金都是为了职工权益及社会稳定所采取的保障措施，医院必须按照法律、法规的规定，及时足额上缴各项保险及公积金，及时办理提取手续，保障职工利益，形成医院与社保部门的财务关系。

随着我国医疗保障体系的不断完善，医院在为各项医疗保险参保人员提供医疗服务的过程中，逐渐实现了与医保病人的实时结算，医院要按照医保部门规定的支付方式及其他规定，定期与医保部门结算医疗费用，形成了医院与医保部门的财务关系。

5. 医院与物价部门的财务关系

医疗服务价格是医院补偿各项耗费、与患者结算医药费用并取得收入的依据。物价部门负责医院的收费价格管理，医院与物价部门的财务关系主要表现在医药服务价格管理方面，包括制定医药价格管理政策，发放、审验《收费许可证》，收费价格制定，新增收费项目审批，对收费项目、收费标准、收费资格进行年审等。

6. 医院与审计部门的财务关系

审计部门负责当地的政府审计工作，在医院财务管理过程中，对于政府建设项目预算执行和决算情况，国际组织和外国政府援助、贷款项目的财务收支情况及其他的财务收支状况要接受审计部门的监督与审计，从而形成一定的财务关系。

7. 医院与金融机构的财务关系

医院与金融机构的财务关系主要表现在三个方面：一是医院银行账户的管理，医院必须按照规定程序使用及管理银行账户；二是支付结算业务关系，医院必须按照国家有关支付结算办法及银行的有关规定办理日常的收支业务；三是借贷关系，如医院按规定向金融机构取得借款后就形成了借贷关系，具有还本付息的义务。

8. 医院与医疗服务接受方之间的财务关系

医院向患者提供医疗服务后，患者应该按照国家规定的收费项目或病种等向医院支付相关的医药费用，医院与患者之间的财务关系主要表现在医药预交金的收取与退还、欠费的收取与补交、医药费用的清算，此外，为方便病人结算，医院负有垫付患者医保报销款的义务，对于特殊人群或特殊事项，医院要处理医药费用的减免等。

医院按照合同等的约定向单位职工提供医疗服务时，相关单位应该按照付费标准或合同约定向医院支付款项，形成了医院与接受医疗服务单位之间的财务关系。

9. 医院与供应商的财务关系

医院资金投放阶段，需要购置药品、卫生材料、仪器设备及进行房屋等基建工作，供应商根据医院需要提供劳务或物资，医院与有关单位发生了商业信用，从而产生了医院与供应商的财务关系，主要反映的是债权债务关系或是合同义务关系。

10. 其他外部财务关系

其他外部财务关系，如医院与投资单位之间的财务关系等。如果医院吸收社会资本入股，则投资单位与医院就形成了投资与被投资的关系，投资单位在医院的股权体现了所有权的性质，投资单位可以从医院分得投资收益，医院与投资单位之间主要反映的是投资与分享投资收益的财务关系。

（二）内部财务关系

1. 医院与各科室及各科室内部的财务关系

一般来说，医院各科室与财务部门都要发生领款、报销、代收、代付的资金结算关系，在实行成本管理与核算的要求下，医院各科室之间的物资领用及提供的服务都需要进行结算，产生了各科室之间的计价及结算关系，同时，医院要对各类科室之间的成本进行归集与分配，这样，医院与各部门及各部门之间就产生了财务结算关系，体现着他们之间的经济利益关系。

2. 医院集团内部的财务关系

随着医院集团化发展趋势的产生，医院集团内部之间也必然发生定的联系；紧密型医院集团的核心由各主体共同提供医疗服务，由集团医院管理层统一协调运营，以集团为单位进行统一管理、统一核算，各主体之间资金往来与成本分摊等形成了财务关系；松散型医疗集团成员医院各自独立运营，主要通过合作等方式与集团联合，各独立主体之间开展的合作与资金结算形成了该类集团医院的财务关系。

3. 医院与职工之间的财务关系

医院与职工之间的财务关系主要体现在医院向职工支付工资、津贴及奖金等劳动报酬过程中所形成的经济关系，体现着职工与医院在劳动成果上的分配关系，医院必须按照国家的政策合理分配。此外，职工向医院的借款、医院代职工垫付款项、医院代扣职工款项及职工科研课题开支等事项都会形成医院与职工之间的资金结算关系。

第二节　医院财务管理目标

一、财务管理目标的含义

1. 财务管理目标的概念

目标是指向的终点或采取的行动所期望达到的境界与目的。财务管理目标是单位进行财务管理所期望达到的境界或目的，是单位的运营目标在财务上的集中和概括，是一切财务管理活动的出发点和归宿。只有明确、科学、合理的财务管理目标，财务管理工作才有明确的方向，财务管理活动才能达到预期效果。

2. 财务管理目标的作用

财务管理目标有利于财务活动的顺利开展，是实现组织目标的有力保障，具有重要的作用：第一，财务管理目标具有导向作用，为各类管理者及各种财务管理活动指明了方向；第二，财务管理目标具有激励作用，财务管理目标是激励各部门及职工工作的力量源泉，每个部门及职工只有明确了目标才能调动工作积极性，发挥潜在能力，产出最大效益；第三，财务管理目标具有凝聚作用，每个单位都是一个共同协作的组织，只有明确的财务管理目标才能增强全体成员的凝聚力，保证财务活动的顺利开展；第四，财务管理目标具有考核作用，财务管理目标指明了财务管理活动所要达到的最终目标，是评价财务活动开展状况的标准和尺度，是进行考核的依据。

3. 企业财务管理的主要观点

当前，企业财务管理目标主要有利润最大化、股东财富最大化、企业价值最大化、利益相关者价值最大化、社会价值最大化。

（1）利润最大化，这种观点认为利润代表企业新创造的财富，利润越多则说明企业的财富增加越多，越接近企业的目标，因此，企业应该通过对财务活动和经营活动的管理，不断增加企业利润。

（2）股东财富最大化，这种观点认为，企业主要是由股东出资形成的，股东创办企业的目的是扩大财富，他们是企业的所有者，因此，企业的发展应该追求股东财富最大化。

（3）企业价值最大化，这种观点认为，企业应通过财务上的合理经营，采取最优的财务政策，充分利用资金的时间价值和风险与报酬的关系，保证将企业长期稳定发展摆在首位，强调在企业价值增长中应满足各方利益关系，不断增加企业财富，使企业总价值达到最大化。

（4）利益相关者价值最大化，这种观点认为，企业是一个多边企业的结合体，它不仅仅由单纯的股东或单一的利益相关者构成，而是由所有的利益相关者通过契约关系组成，企业是使许多冲突目标在合约关系中实现均衡的结合点，企业应该对众多利益相关者专用性资源进行组合，其目的是获取单个组织生产所无法达到的合作盈余和组织租金。

（5）社会价值最大化，这种观点认为企业在追求企业价值最大化的同时，要保证预期利益相关者的协调发展，形成企业的社会责任和经济效益间的良性循环关系，实现社会价值的最大化。

二、医院财务管理目标的现实选择

企业是通过从事生产、流通、服务等经济活动，以生产或服务满足社会需要，实行自主经营、独立核算、依法设立的一种盈利性的经济组织。企业财务管理的目标是由企业生存、发展和盈利的目标决定的，因此，不论是上述哪种企业财务管理目标，都离不开获取经济利益，也就是说，企业的一切财务管理活动都要以经济活动作为出发点。显然，这些观点是不能直接用于医院财务管理理论与实践中的，归根结底是由于医院与企业的社会功能及管理目标不同所造成的。

医院财务管理是医院管理的一部分，财务管理的目标要取决于医院的性质与职能，并且受到医院自身财务管理特殊性的影响。

1. 医院性质的特殊性

在我国，公立医院是政府举办的公益性事业单位，不以营利为目的。公立医院的公益性质决定了医院在开展一切活动时，都必须坚决地把社会效益放在首位，防止片面追求经济收益。在宏观层面，公立医院在确定服务内容、服务区域和服务人群时，必须以满足社会公共需要、实现公共利益为目标，而不是以经济收益最大化为目标；在微观层面，按照公共服务最大化而非经济收益最大化的原则组织提供服务，着力提高运行效率，通过创新体制机制，加强内部管理，努力以比较低廉的费用提供比较优质的服务，为群众提供安全、有效、方便、价廉的医疗卫生服务。

2. 医院财务管理的特殊性

资金是社会再生产过程中各种财产物资价值的货币表现，资金运动及其形成的财务关系是财务管理的对象。通常来说，按照经济用途的不同，资金可以分为本金和基金。本金是各类经济组织为生产经营活动而垫支的资金，生产经营活动中，本金被垫支后，没有被消耗掉，而要从再生产活动中收回，并要求增值保值，因此，周转性和保值增值性是本金的基本特性。基金是为实现特定职能而取得及运用的，基金具有专门的用途，要被消耗掉，因此，一次收支和无偿性是基金的基本特性。一般来说，企业的资金具有本金性质，国家行政事业单位的资金具有基金性质。

在我国，公立医院由国家举办，医院的一切收支活动都要纳入预算管理，要实现特定的职能，因此，医院资金具有一定的基金性质，也就是说，医院的资金具有特定的用途，这体现了医院资金的“质”的性质；同时，医院必须利用自身的人力、物力，控制成本、组织收入，主要利用自身生产运营来开展扩大再生产活动，因此，医院资金同时又具有本金的性质，也就是说，医院的资金要讲求保值增值，这体现了医院资金的“量”的性质。可见，医院的资金是“质”与“量”的统一，既反映了资金的特定职能，也反映了保值增值的要求，医院资金性质的特殊性与复杂性决定了医院财务管理的特殊性，且决定了医院的财务活动必须以完成特定职能为目标，同时，必须控制支出，降低成本，提高资金使用效益，合理取得经济效益，满足事业发展的需要。

综上所述，我国的公立医院是政府举办的公益性事业单位，不以营利为目的，医院开展一切活动都要实现社会效益的最大化，满足公共利益，医院开展财务管理活动也要以实现社会效益最大化为前提，同时合理取得经济效益，实现医院资金“质”的效益与“量”的效益。医院财务管理目标选择的思路是在体现公益性的总体要求下，以满足社会效益为前提，实现合理的经济效益的最优化，因此，医院财务管理目标可以归纳为资金效益最大化。

以资金效益最大化作为医院财务管理的目标，符合我国的现状与医院的特点，是当前科学的选择。首先，效益最大化体现了公益性的要求。医院的资金是“质”与“量”的统一，资金效益最大化体现了医院资金“质”与“量”的效益最大化，反映了对特定职能的履行情况，即社会效益和公共利益的履行情况，避免了片面追求经济效益，体现了公益性的要求。其次，效益最大化体现在对医院资金保值增值的要求。效益最大化还体现了劳动（包括物化劳动与活劳动）占用、劳动消耗与获得的劳动成果之间的比较，体现了投入产出的关系，反映对医院资金保值增值的要求，是医院进行扩大再生产及事业发展的要求。最后，效益最大化体现了国家对财政支出绩效评价的要求。医院的各项收支活动要纳入预算统一管理，因此，医院的资金使用情况要接受财政部门的监督，要接受支出绩效评价，效益最大化体现了财政支出绩效评价的要求；效益最大化反映了医院资金的经济效益、社会效益，体现了财政绩效评价的预期效果方面的内容；反映了投入产出情况，体现了财政绩效评价的预期产出和耗费的成本资源方面的内容；同时也间接反映了财政绩效评价的受益人满意程度方面的内容。

财务管理的目标具有层次性，资金效益最大化是医院财务管理的总体目标，是医院财务管理活动的出发点和归宿。在总体目标的制约下，某一部分财务活动所要达到的目标就是财务管理活动的具体目标。如在资金效益最大化的制约下，医院在筹集资金时，必须要首先认识到医院筹集的资金会影响到社会资金的流向和流量，影响着社会效益的实现，因此，要遵守国家的规定，合理选择筹资渠道、时点与筹资量，降低财务风险，保证筹资的社会效益；在此基础上，考虑筹集资金的成本效益，选择资金成本低的筹资方式。

三、医院财务管理的任务

任务是指承担的工作或担负的责任，医院财务管理的任务就是按照医院的职能及管理的要求，医院财务管理所应该承担的工作或具体的责任，财务管理的任务不同于财务管理的目标，有效完成财务管理的任务是实现财务管理目标的保障，财务管理目标是医院财务管理任务的指导与总体要求。

医院财务管理的主要任务包括科学合理编制预算，真实反映财务状况；依法组织收入，努力节约支出；健全财务管理制度，完善内部控制机制；加强经济管理，实行成本核算，强化成本控制，实施绩效考评，提高资金使用效益；加强国有资产管理，合理配置和有效利用国有资产，维护国有资产权益；加强经济活动的财务控制和监督，防范财务风险。

1. 科学合理编制预算，真实反映财务状况

医院预算是医院按照国家有关规定，根据事业发展计划和目标编制的年度财务收支计划，医院预算是医院开展财务活动的出发点的基本依据，是各级各部门工作的奋斗目标和协调工具，也是控制的依据和考核的标准。医院应将一切财务收支活动纳入预算管理，编制收入和支出预算。医院要充分结合年度事业发展计划，充分调动全院参与，充分利用科学合理的方法编制预算，坚持以收定支、收支平衡、统筹兼顾、保证重点的原则，不编制赤字预算，科学、合理地反映医院年度财务计划。

2. 依法组织收入，努力节约支出

医院要依法组织收入，严格执行国家的物价政策，建立健全各项收费管理制度，各项收费必须按照有关规定使用财政部门统一监制的票据，严禁使用虚假票据，各项收入要全

部及时入账，纳入财务部门统一管理，不得另设账目管理，严禁私设“小金库”。医院要严格执行国家有关财务规章制度规定的开支范围及开支标准，严格执行政府采购和国家关于药品采购的有关规定，严格控制人员经费和管理费用，做好专项资金管理，努力节约支出。

3. 健全财务管理制度，完善内部控制机制

医院除了要遵守国家相关的法律法规外，还要建立健全单位内部的财务管理制度，规定医院内部财务活动的要求与规则，理清内部财务关系，明确各方的责权利关系，使财务管理工作有法可依、有章可循，实现规范化、精细化财务管理。医院财务管理制度主要包括预算管理制度、收入管理制度、各项费用支出开支管理制度、财务审批制度、各类资产管理制度、投资管理制度、重大经济事项计提决策及责任追究制度、成本管理制度、绩效管理制度等。同时要完善内部控制机制，建立良好的内部控制环境，全面评估运营过程中的各项风险，采取科学合理的措施开展内部控制，保证医院内部信息传递畅通、高效、透明，定期开展内部控制运行效果的评价，确保内部控制有效运行。

4. 加强经济管理，实行成本核算，强化成本控制，实施绩效考评，提高资金使用效益

医院要加强经济管理，重视成本管理工作，明确成本核算对象，主动开展科室成本核算，准确反映科室成本开支状况，积极开展病种成本及诊次、床日成本核算，提供全面的成本核算资料，在此基础上采取多种方法及时分析成本变动的趋势及原因，把握成本变动的规律，并利用多种方法开展成本控制，同时要建立科学合理的绩效管理制度，充分调动医务人员工作积极性，在保证医疗服务质量的前提下降低成本费用支出，切实减轻患者的经济负担。

5. 加强国有资产管理，合理配置和有效利用国有资产，维护国有资产权益

加强医院的国有资产管理，是防止国有资产流失，提高资产使用效益的客观要求，医院要设置专门的管理机构采用现代化的电子信息化手段对医院的国有资产进行管理，并建立健全相关管理制度。医院要重视和加强对国有资产购置、使用、报废等环节全方位管理，严格遵守国家招标采购及政府采购法等有关要求，降低采购成本、确保资产质量，避免采购过程中贪污腐败现象的发生；财务部门及资产管理部门要及时对资产的购进及使用进行账务处理，科学合理计提折旧及进行摊销，准确反映资产价值，并对大型资产实行责任制，定期分析大型设备的使用效益；定期或不定期对各类资产进行盘点，及时处理盘点中出现的问题；资产报废时，要按照严格的审批手续进行，确保有效利用资产，避免国有资产流失。

6. 加强经济活动的财务控制和监督，防范财务风险

医院要建立健全内部监督制度和经济责任制，根据有关法律、法规和财务规章、制度，运用特定的手段进行财务控制和财务监督，对财务活动中脱离规定目标的偏差实施干预并进行校正，对各项财务活动进行监察和督促。医院要实行事前、事中和事后相结合，日常检查与专项检查相结合的财务监督与控制措施，及时发现医院预算管理、收支管理、资产管理、负债管理等方面的问题并加以督促、纠正或处理，防范财务风险，维护财经纪律，保证各项运营活动的顺利开展。

第三节　医院财务管理环节与体制

一、医院财务管理环节

（一）建立完善医院预算管理

建立全面预算制度，靠预算来规划医院今后的奋斗目标，实现支出、收入有序，控制日常经济活动，准确评定医院实际工作成绩，调动各科室责任人的积极性，以最少的耗费获取最佳的经营成果。

财务预算。即医院根据发展计划和任务编制的年度财务收支计划。包括业务收支预算、专项收支预算、现金流量预算，有利于医院充分发挥资金的最大效益。

业务预算。医院业务预算是全院医疗活动的数量说明，包括门诊就诊人次、住院人数、病床使用率、病床周转率等。通过业务预算，掌握医院现有资源配置的合理程度，便于组织医疗活动和人力、物力资源的合理配置。

责任预算。即将医院的收支预算落实到各科室的一种责任制预算，以明确各责任中心在计划期内的目标任务，便于考核各责任中心的业绩，调动各责任中心责任人的积极性，这是为保证医院收支预算的实施和完成而编制的。决策预算，即医院在进行专项投资时所编制的，供决策参考的预算，也称可行性活动方案。其目的是将有限的资金投入到能取得最大经济效益和最需要的地方。

（二）加强医院财务决策

1. 筹资管理

随着医疗市场竞争的加剧和医疗技术、设备的不断更新，医院对资金的需求不断增大。资金短缺已成为困扰医院发展的瓶颈。医院应解放思想，多渠道筹集资金。可通过银行贷款、争取外国政府低息或贴息贷款、融资租赁等多种方式直接或间接筹集资金，解决医院资金短缺问题。

2. 投资管理

医院投资的主要内容有基本建设、设备购置，由于这些项目需要大量资金，如果投资不慎，就会给医院带来重大损失。因此，财务部门应加强投资管理，对基建投资。大型仪器设备购置等投资金额大、周期长的项目。要充分考虑货币时间价值，利用本量、利分析法对仪器、设备的使用率和投资回报期等进行全面充分的市场调研和预测，做出可行性研究分析报告，以避免盲目购进，造成资金浪费。

（三）完善医院成本核算

医院财务管理的核心是医院成本和费用的管理，运用财务管理手段进行医疗成本控制和成本核算，能够合理地利用现有的资源，降低劳动消耗，取得较好的社会效益和经济效益。成本核算的目的是控制支出、节能降耗，既可以为财务决策提供信息，又可以发现新问题，从而促进医院对其工作中不完善的地方进行改进。因此，医院领导应从只注重医院的收入、不注重成本耗费的误区中走出来，树立成本效益观念，建立健全内部激励机制与约束机制，加强医院成本管理。

成本管理的主要内容包括成本预测、成本控制、成本核算以及绩效评估，应制定有效的科室成本核算办法，完善成本核算制度，建立责任制成本考核、分析评价和信息反馈体系，控制支出，降低服务营运成本。强化成本核算管理，实行成本控制，运用成本会计的各种方法，预定成本限额，按限额开支成本费用。在对成本执行的情况进行考核时，应将实际成本和成本限额进行比较并分析产生差异的原因，以便及时发现和解决成本执行过程中存在的问题。严格控制各项支出，降低成本，使费用与科室、个人利益相联系，利用医院的规章制度和奖惩制度，促使各部门转变观念，强化医院职工的成本意识，使其主动实现成本目标，提高资源利用率。

（四）健全医院资产管理

制定合理有效的固定资产管理制度和资产报废制度，定期由医院财务部门和物资设备部门共同进行资产清查，提出积压清单，对积压物资按相关程序及时进行申报、处理，防止物资的浪费和积压。建立盘点清查制度，保证账账相符、账实相符，优化资源配置，医院不仅要健全固定资产管理体系，还应加强对无形资产的研究。医院是科技密集型行业，其无形资产包括医疗信誉、专利权、专家声誉及知名度、科技研究论文以及病案等，对医院的无形资产进行合理的评价，有利于提高医院的声誉，促进医院的进一步发展。

（五）强化医院内部控制

内部控制是指单位为了提高经营管理效率，保证信息质量真实可靠，保护资产安全完整，促进法律法规有效遵循和发展战略得以实现而由单位管理层及其员工共同实施的一个权责明确、制衡有力、动态改进的管理过程。

二、医院财务管理体制

（一）实行全面预算管理

全面预算管理是指包含医院全部的开支，医院在进行年度财务收支计划的制定时，要将医院的业务活动与发展计划进行体现，制定科学的收支和支出预算。实行全面的预算管理，可以把经济责任制和系统观点综合考虑在内，最大程度上实现对经济的控制，从而实现医院资源的合理配置。

（二）建立健全财务规章制度

财务规章制度是衡量医院财务经营状况的重要标准，只有制定完善的财务规章制度，工作才能顺利开展。建立健全的财务规章制度，可以在最大程度上减少财务管理中的漏洞，维护医院财产安全。

同时还要贯彻落实医院内部控制制度，加强对财务管理的约束，完善的内部控制体系可以实现对重大决策进行讨论，一致通过以后才能对计划展开实施。医院内部应当宣传内部控制制度的重要性，每一位工作人员都对内部控制有正确的理解，只有这样才能发挥内部控制的作用，人员在内部控制体系下才能严谨工作。内部控制体系的建立，可以在医院内部形成良好的监督，实现各个部门有序工作，提高医院的工作效率。

完善的财务规章制度应当明确各个岗位的工作职责，对财务工作用章的管理工作，出纳人员与会计人员的工作，设备以及药品采购和管理工作等内容都进行明确的分离，责任到人。各个活动的开展都规定在一定的范围之内，严格按照财务管理制度执行，对重要的岗位实行轮换上岗的工作方式。

（三）完善财务分析体系

医院的管理模式趋向企业化发展，那么医院应当借鉴企业的成功管理经验，学习现代化的财务分析方法。通过对企业先进管理模式的分析和学习，与医院的实际发展情况进行结合，制定适合医院发展的财务分析方法，建立起比较完善的财务分析体系。

医院的财务分析体系要对医院各个时期的财务报表等资料进行重点分析，对不同的资料采用一般分析和专题分析两种形式进行。完善的财务分析体系应当是利用对比分析法、投入产出分析法、经济批量分析法对财务信息进行整理和分析的。分析的主要内容既要包括医院管理和财务效益，还要包括医院的发展能力和偿还能力等内容，通过财务分析能够对医院的纵向和横向发展有一定的把握，使医院的管理者能够对医院现阶段的财务状况、现金流量等进行详细掌控。这样才能有助于医院的管理者对本医院的发展有一定的了解，看到本医院发展中存在的不足及时作出正确科学的决策，促进医院的发展。

（四）优化人员配置

财务部门是医院重要的组成部分，在对财务人员的分配上，应当选用责任心强、素质高的优秀人才。同时对相关财务人员进行定期的培训，不断的学习新的财务管理模式，加强专业技能，同时对工作人员的思想道德进行培养，逐步提高财务工作人员的工作素质。

第四节　医院财务管理环境

一、概述

医院是在一定的环境下开展医疗活动的，医院的运营及发展必然受到环境的影响，作为医院管理组成部分的财务管理活动也要受到各种因素及条件的影响，这些对医院财务管理活动产生影响作用的内外部各种因素或条件就是医院财务管理的环境。环境构成了医院财务管理的客观条件，医院资金的取得、使用及收入的取得会受到环境的影响，资金的配置和使用效率会受到环境的影响，财务监督的效果也与环境有着密切的联系，环境影响着医院财务活动的各个方面，决定了医院财务管理的成效，进而对医院的运行产生重要的影响，医院进行财务管理活动，必须要了解影响财务管理的环境因素。

一般来说，财务管理的环境包括政治环境、法律环境、经济环境、社会文化环境、科技教育环境以及影响财务管理运行的内部各种条件和因素。具体到医院来说，对医院财务管理影响较大的因素及条件主要包括医药卫生体制、法律法规环境、金融环境、技术环境、竞争、医院文化、财务管理体制、财务人员素质等，其中医药卫生体制、法律环境、金融环境、技术环境、竞争这五个因素是独立于医院客观存在的，是医院所不能控制和改变的，是医院财务管理的外部环境，医院文化、财务管理体制、财务人员素质是影响医院财务管理运行的内部条件和因素，是医院财务管理的内部环境。

医院财务人员要充分认识所面临的财务管理环境，提高财务管理环境的适应能力，对于医院不能改变的外部环境，管理人员要随着环境的变化来适应、承受及应变，要能够及时调整思路及策略，提高利用环境的能力。对于医院的内部环境，管理人员除了要能够适应、承受及应变外，还要不断寻求改善各项不理想的环境或条件的思路及方法，逐步优化内部环境，为财务管理水平的不断提高奠定基础。

二、医院财务管理的外部环境

1. 医药卫生体制

医药卫生体制决定了医院的运营方式与运行效率，影响到医院财务管理的诸多环节，比如医保制度影响了医保结算收入占医院收入的比重，对资金结算、账务处理、资金周转及与内外部相关部门或单位的沟通协调有着重要影响；基本药物制度直接影响了医院药品收入及药品结余，对医院的收支状况、资产负债状况及现金流量都有重要影响；基层卫生服务状况对医院工作量及工作重心都会产生深刻影响，从而影响到医院的资金流量；财政补偿机制会对医院的收支结构、筹资机制以及成本管理都有一定的影响。

2. 金融环境

广义的金融市场是指一切资本流动的场所，包括实物资本和货币资本的流动，影响医院财务管理的金融环境主要是指与金融机构的资金往来及相关金融政策等，如金融机构的信贷业务为医院提供了融资的渠道，利率的高低会直接影响医院融资的资金成本；医院日常资金收付业务要依托金融机构，金融机构与医院之间的资金流动渗透到医院财务管理的众多环节；医院同金融机构间的支付结算必须遵守相关的结算纪律，不准签发空头支票，不准无理拒绝付款，任意占用他人资金，不准违反规定开立和使用账户等。

3. 技术环境

医院要实现财务管理的目标，完成财务管理的各项具体任务，必须借助于一定的手段，科学技术的发展为医院财务管理实务及创新奠定了基础，如现代计算机技术的发展不仅使会计账务处理实现了电算化，改变了医院会计信息系统的航程和处理方法，而且逐步使医院的成本管理、预算管理、绩效管理等实现了计算机化，使医院财务人员的职能分工及工作的深度发生了变化，同时。促进了诸如医院资源计划等理念的产生，使医院财务与会计从传统的核算型向管理型转变。

4. 竞争

医院之间的竞争涉及设备、技术、人才、管理等各个方面，医院的竞争环境不仅能够促进医院提高医疗质量，而且会促进医院提高管理水平，提高运营效率，对医院财务管理来说，周边医疗市场的资源配置状况（如医院的数量、布局、等级）及竞争者各方面的实力，特别是随着民营资本进入医疗卫生领域，都会对医院的财务活动产生直接影响，为了改善竞争地位，医院必须加强成本费用控制，加强科研支持力度，提高资金使用效益，由于竞争的存在，医院诸多方面的对策都会在医院的财务活动中体现出来。

三、医院财务管理的内部环境

1. 医院文化

医院文化是医院在长期进行医疗等活动过程中形成的，影响医院内部环境和运营效力的精神、意识和理念，主要包括医院整体的价值观、服务意识、管理理念、职业操守及职工的行为守则等方面。医院文化会渗透到医院的一切活动当中，财务管理活动也不例外，如积极向上的医院文化环境下，普通职工一般会主动关心或参与医院财务管理，财务人员会积极参与或为医院财务决策提供建议，医院财务管理创新意识较强；高度集权的医院文化环境下，容易导致财务管理的“人治”现象，较不利于的财务制度的制定及执行，也较不利于进行集体财务决策。

2. 医院组织结构

医院的组织结构情况，包括医院的部门设置与分布；各部门职能及其业务流程；管理组织机构设置是否合理，是否建立院、科两级管理责任制，是否能够满足管理工作需要；

是否有完整的规章制度和岗位职责；是否建立了科学的决策机制，“三重一大”（即重大问题决策、重要干部任免、重大项目投资决策、大额资金使用）事项是否经集体决策并按规定程序报批等。这些因素决定了医院财务管理方式能否与组织形态相协调、相适应，决定了能否发挥或能够有效发挥财务部门和财务人员的作用。

3. 财务人员素质

财务人员是医院经济管理工作的重要角色，是医院财务管理的参与者和实施者，财务人员的素质直接影响了医院财务管理的效果。医院面临的环境及形式纷繁复杂，对医院财务人员的素质提出了较高的要求，财务工作人员必须适应新的形势及要求，与时俱进，加强自身素质的提高，增强处理问题的能力，包括加强职业道德修养，不断更新专业知识，及时了解相关医药卫生政策，提高沟通能力等。

第二章　财务预算理论

财务预算管理是管理的重要手段，是在预测和决策的基础上，围绕战略目标，对一定时期内资金的取得和投放、各项收入和支出、经营成果及其分配等资金运作所作的具体措施。本章主要讲述了财务预算理论。

第一节　财务预算概述

一、预算的涵义

1. 什么是预算

预算管理在西方已经有一个世纪以上的实践，西方发达国家对于企业预算管理理论的研究也比较多。现在，预算在企业管理中的作用已经日益彰显。

预算产生于政府和非盈利单位，以后逐渐被企业应用。本书认为，预算是指一个单位对其未来的经济活动过程和结果所做的详细具体的数量说明，它具有以下几方面的涵义。

（1）预算是一个单位未来经济活动过程和结果的一种数量，表现在管理上讲求精细管理的单位都会对未来的经济活动过程和结果作出各种各样的计划和安排，这些计划和安排既可以用文字、图像等形式来表现，也可以用数量的形式来表现。如果以数量的形式来表现，就可以称之为预算。

（2）预算是为了完成特定目标而对所拥有的有限资源进行合理安排的单位所拥有的资源，既包括通常所讲的人、财、物等资源，也包括各种权责、利的划分等制度资源。要让一个责任单位或一个责任人完成一定的经济业务，除了给该责任单位或责任人一定的财产资源，还需要明确其权、责、利的范围。这些财产资源的安排和权、责、利的划分是预算中的重要内容。

（3）预算是以货币或现金流量的形式为主对单位未来某一特定时期经济活动过程和结果所做的系统而详细的表述，单位的经济活动都是围绕取得各种各样的收入而安排的。而为了取得一定的收入，单位一般都会发生一定的费用。所以，单位的经济活动几乎都要涉及现金的收支，因而，对未来经济活动的安排必然涉及对现金收支的安排。

（4）预算是对各项经济活动过程和结果进行有效控制的一种工具，预算一方面对未来的经济活动作了安排；另一方面还对经济活动的结果作了合理的估计。这样，预算可以从两个角度对单位的经济活动进行控制：一是预算规定了各责任单位或责任人的权、责、利以及各责任单位或责任人之间的关系，这实际上是将经济活动的过程做了粗线条的规范，经济活动在执行过程中，可以依据这些规范来纠正偏差；二是对未来经济活动结果的预计是经济活动结束后考评的标准，如果单位业绩的考核与预算挂钩，奖惩的实施又与预算考评结果挂钩，那么各责任中心对合理利益的追求一定会促使单位的经济活动按预算的要求进行。

2. 预算、计划、预测三者的关系

为了正确理解预算的涵义，需要理清预算、计划、预测三者的关系。

（1）预测是预算和计划的前提

预测源于经济事件的不确定性与风险，是对未来不可知因素、变量以及结果的不确定性的主观判断（这种判断应是在科学基础上的主观判断）。预测是预算和计划的前提，没有预测就没有预算和计划。如果未来经济事项的后果是完全确定已知的，就无须使用预算方法，也不需要计划。预算和计划都是以预测为基础，根据预测的结果提出的对策性方案，是对预测的一种反映，是对预测的规划，旨在趋利避害，以求实现较好的结果。预测风险性的大小取决于据以预测的基础（如环境或变量因素）和方法是否科学、可靠。预测的结果越确定，预算和计划的过程也就越简单，准确性也就越高，效果自然也就越好。

（2）预算不等于计划

在企业推行预算管理工作时，有时会遇到计划和预算概念不清的问题。有人将预算等同于计划，也有人认为预算是现代企业管理的工具，而计划是计划经济时期留下的管理方式。预算管理作为西方企业管理的重要模式，是在企业中长期目标确定的基础上规划安排企业近期的活动，这种规划可以分为两部分：一部分为“计划”，用文字加以说明；另一部分为“预算”，用数量和表格加以表达。从这个意义上讲，不能简单地认为预算就是计划，而应将预算理解为是将企业短期计划数量化、表格化的体现。预算可以用价值形式表示，也可以用实物等多种数量形式表示，它侧重于数量，注重的是数学逻辑；而计划则是侧重于文字，注重的是语文逻辑。

二、财务预算的涵义及内容

财务预算有广义和狭义两种涵义。广义的财务预算是指包括经营活动预算、投资活动预算、筹资活动预算、现金流量预算、财务状况预算和经营成果预算在内的企业全面预算。狭义的财务预算仅仅包括现金流量预算、财务状况预算和经营成果预算。本书所定义的财务预算是指广义的财务预算，它具体包括以下内容。

1. 经营活动预算，它是指对集团公司及其所属各经营公司在预算期内从事的各种经营活动所编制的预算，具体包括目标利润（或目标成本）预算、主营业务收入预算、应收账款预算、主营业务量预算、主营业务成本预算、主营业务采购量预算、应付账款预算、间接费用预算、营业费用预算、管理费用预算、财务费用预算、其他业务收支预算、营业外收支预算税费支出预算等。

2. 投资活动预算，它是指对集团公司及其所属各经营公司在预算期内从事的各种投资活动所编制的预算，具体包括对内投资预算和对外投资预算、短期投资预算和长期投资预算股权投资预算和债权投资预算等。

3. 筹资活动预算，它是指对集团公司及其所属各经营公司在预算期内从事的各种筹资活动所编制的预算，具体包括股权筹资预算和负债筹资预算、短期筹资预算和长期筹资预算、内部筹资预算和外部筹资预算等。

4. 现金流量预算，它是指对集团公司及其所属各经营公司在预算期内的现金流入量、现金流出量和现金净流量所编制的预算，具体包括经营活动现金流量预算、投资活动现金流量预算和筹资活动现金流量预算。

5. 财务状况预算，它是指对集团公司及其所属各经营公司在预算期末各种资产、负债、所有者权益的构成情况所编制的预算，亦即资产负债表各项目期末余额的预算。

6. 经营成果预算，它是指对集团公司及其所属各经营公司在预算期内的利润及其分配情况所编制的预算，亦即利润及利润分配表各项目本期发生额的预算。

在此特别指出，本书所定义的财务预算，实际上就是人们习惯所说的全面预算。之所以把财务预算定义为广义的财务预算（即全面预算），是从财务管理的概念和对象得到启发的。财务管理是管理者针对资金的运动过程，组织财务活动、处理财务关系、统筹现金流量、评价财务状况、分配财务成果的一项经济管理工作，其对象是资金及其运动过程中所发生的财务活动和财务关系、所产生的现金流量、所形成的财务状况以及所取得的财务成果。以工业企业为例，企业的资金主要来源于投资者和债权人，企业一旦筹集到足够的资金后，就会将这些资金用于投资建厂，工厂建成后随即就会进行采购、生产、销售、管理等一系列营业活动。在正常的营业活动过程中，为了扩大生产经营规模，企业还会不断地进行再筹资和再投资，从而形成了“筹资投资→经营→再筹资→再投资再经营”这样一个资金的循环和周转过程。这些筹资活动、投资活动和经营活动，会导致企业产生一定的现金流量、形成一定的财务状况和取得一定的财务成果。企业管理者需要对这些现金流量进行统筹协调对这种财务状况进行考核评价、对这些财务成果进行计量分配才能保证企业资金在循环和周转过程中不断地产生增值。而这一切都构成了企业财务管理的重要内容。所以说，企业财务管理包含了“筹资→投资→经营（采购、生产、销售、管理等）→再筹资再投资→再经营（再采购、再生产、再销售、再管理等）”这样一个资金的循环和周转过程。从这个意义上说，本书把财务预算定义为广义的财务预算（即全面预算），不仅符合财务管理概念和对象的要求，而且能够更加完整地表达财务预算的涵义。

第二节　财务预算种类与编制

一、预算种类

1. 从预算所涵盖的内容范围来看，主要分为经营预算、资本预算和财务预算。

（1）经营预算

经营预算又称日常业务预算，是指与企业日常经营活动直接相关的经营业务的各种预算，具体包括销售预算、生产预算、直接材料消耗及采购预算、直接工资及其他直接支出预算、制造费用预算、产品生产成本预算、经营及管理费用预算等，这些预算前后衔接，既有实物量指标，又有价值量和时间量指标。

（2）资本预算

资本预算又称特种决策预算，最能直接体现决策的结果，它实际是中选方案的进一步规划。如资本投资预算是长期投资计划的反映，它是为规划投资所需资金并控制其支出而编制的预算，主要包括与投资相关的现金支付进度与数量计划，综合表现为各投资年度的现金收支预计表。

（3）财务预算

财务预算作为预算体系中的最后环节，可以从价值方面总括地反映经营期资本预算与业务预算的结果，亦称为总预算，其余预算则相应称为辅助预算或分预算。财务预算在预算管理体系中占有举足轻重的地位，它主要包括现金预算、利润表预算和资产负债表预算。

1）现金预算。现金预算一般由现金收入、现金支出、现金多余或不足及资金的筹集与运用等四个部分组成。与运用余额现金预算的编制，以各项营业预算和资本预算为基础，它反映了各预算期的收入款项和支出款项。目的在于资金不足时筹措资金，资金多余时及时处理现金余额，发挥现金管理的作用。

2）利润表预算。在各项营业预算、资本预算的基础上，根据企业会计准则，可以编制相应的利润表预算。利润表预算与实际利润表的内容、格式相同，只不过数据是面向预算期的。通过编制利润表预算，可以了解企业预期的盈利水平，从而可以帮助管理层及时调整经营策略。

3）资产负债表预算。资产负债表预算是利用本期期初资产负债表，根据各项营业预算、资本预算、利润表预算的有关数据加以调整编制的，与实际的资产负债表内容、格式相同，只不过数据是反映期末预期的财务状况。

2. 从预算编制的主体来看，主要分为部门预算和总预算。

（1）部门预算

部门预算是以企业各分支机构、部门、单位等职能部门为主体，或按不同的业务类别等编制的预算，也就是指总体预算中的各个组成部分。

（2）总预算

总预算是指将各个部门预算进行汇总所形成的企业整体预算，这种预算通常由财务预算构成，具体包括预计负债表、预计利润表等。

3. 从预算所涵盖的时间范围来看，主要分为短期预算和长期预算。

（1）短期预算

短期预算主要是指预算期间在一年以内的预算，又称年度预算。年度预算制度往往从上一年度开始，公司要对计划销售的各种产品的产量、价格以及相应的成本和需要筹集的资金情况制定详细的计划，并将这些计划以预算的形式落实为各个责任中心的经营目标。在短期预算的制定过程中，需要管理人员对未来一年中的有关要素加以预期，并注意各要素之间的衔接。一般来说，短期预算又可以分为经营业务预算、财务预算等。

（2）长期预算

长期预算是指预算期间超过一年的预算，是对超过一年的投资和运营所进行的预算。从长期预算在公司经营中的地位来看，它是制定公司战略性计划过程中的一个关键内容。战略性计划主要解决的问题是选择企业的总体目标以及实现这一目标的具体方式，其中既涉及进入哪个市场、生产何种产品的问题，也涉及应采用怎样的价格、数量组合以及如何安排研究与开发、资本性支出及财务结构等支持公司目标实现的问题。一般来说，长期预算主要包括实施公司战略应进行的研发预算、筹资预算和经营扩张所需的资本投资预算等。

长期预算和短期预算相比，不仅在编制时间的长短上有差异，而且在内容和精细的程度上也有差异。在短期预算中，关键的预算假设在于对数量和价格的预测上，组织中的每个部分都必须接受这些关键性的假设，一般来说较为精细，并可作为日常营运的控制标准；而在长期预算中，关键的预算假设主要涉及应进入哪一个市场以及应获取何种技术的问题，它是对未来公司进行的财务整体规划，因此相对来说不需要特别精细。通常情况下，短期预算和长期预算的制定可以合并为一个过程，具体操作中可以采用长期预算以滚动方式和年度预算相结合的方法。

4. 从预算编制的特征来看，主要分为未来状态预算、责任预算及措施预算。

（1）未来状态预算

未来状态预算是指对预算期末公司财务状况以及预算期内经营成果和现金流量状况进行的预算，具体包括预算资产负债表、预算利润表和预算现金流量表。实际上，未来状态预算是对财务报表进行的预计，它表明了如果经营按照计划进行，在预算期末，公司将获得何种财务报表。一般来说，财务报表预算建立在业务预算和财务预算的基础上，是在既定假设前提下对业务预算和财务预算结果进行的综合。

（2）责任预算

责任预算是以责任中心为主体，以其可控的指标为对象编制的预算。预算要有效地发挥控制作用，必须将业务预算、财务预算和特定的责任主体联系起来，否则预算目标的落实就很有可能落空。因此，需要将业务预算、财务预算分解至其可控主体，形成责任预算。责任预算是对业务预算和财务预算的分解，在指标分解过程中，既应按照组织的层级进行纵向分解，又应按照组织的部门及其管理权限进行横向分解，应保证事权、财权和预算责任的一致性。在各责任单位内部，应针对其负责的不同的预算项目分项进行预算的编制，在组织的层面汇总各责任主体的项目预算，即重新得到业务预算和财务预算。

（3）措施预算

措施预算又称保障预算，是对前述各项预算目标提供的具体措施，具体包括完成预算应采取的具体措施及该措施的可行性。实际上，措施预算是预算指标和责任主体日常工作相结合的一种有效方式，通过措施预算，前述各项预算指标才有实现的基础和保障。

二、财务预算编制方法

（一）固定预算法和弹性预算法

1. 固定预算法

（1）固定预算法的涵义和特征

固定预算法是一种传统的编制预算的方法，最早的固定预算是政府机关的经费预算，随后工商企业在编制成本预算和利润预算时也引入了这种预算方法。

固定预算法简称固定预算，是指根据预算期内正常的、预计可实现的某一业务量水平编制预算的方法。固定预算法的基本特征是在编制预算时，不考虑预算期内经营业务水平可能发生的变动，只按照预算期内唯一的、不变的预计可实现的正常业务量水平为基础确定相关数据，并将实际结果与按预算期内预定的某一共同的业务水平为基础确定的预算数进行比较，据以进行控制和考核。

（2）固定预算的基本编制方法

编制固定预算时，首先测算预算内可实现的正常业务量水平，如预计产销量，并根据这一业务水平为基础确定相关数据，据以编制固定预算。

（3）固定预算法的优缺点和适用范围

固定预算法在编制预算过程中，只依据某一经营活动水平确定相关数据，简单易行，工作量少，但也存在适应性较弱、可比性较差的弱点。

预算人员在长期的实践中发现，尽管运用了许多科学的方法，但由于市场情况瞬息万变，企业内部的生产经营活动也时有意外的调整和变动，未来业务量水平经常发生波动，以致企业难以完全准确地预测市场需求，实际结果和预算结果存在一定程度的偏差。然而，固定预算不论预算期内实际业务量水平是否发生波动，都只按预定的某一业务量水平作为编制预算的依据，当实际业务量与编制预算所依据的预计业务量发生较大差异时，就会因业务量基础不同而失去可比性，有关指标的实际数无法与以相应业务量为基础确定的预算数进行比较，使预算无法适应实际业务水平的变化，降低了甚至失去了预算控制和考核作用，扭曲和误导对企业预算的业绩考核和评价。

一般来说，固定预算法由于它的稳定性和工作量较少，在日常预算工作中运用最广泛。它主要适用于固定费用预算和数额比较稳定的预算项目，多用于业务量水平较为稳定的企业和非营利组织相关预算的编制。

2. 弹性预算法

为了适应企业生产规模和不同经营业务量水平的变化，真实、准确地反映某一特定生产规模和业务量水平上应该发生的费用开支或应该取得的收入和利润，企业预算应适应不同业务量的变化，即使预算期内的实际业务量水平同预计业务量不一样，也能找到同实际业务量相适应的预算额。

（1）弹性预算法的涵义和特征

弹性预算法简称弹性预算，又称变动预算或滑动预算，是在固定预算基础上发展起来的一种预算方法。它是指企业根据成本、业务量、利润之间的依存关系，以预算期可预见的各种业务量水平为基础编制的预算。即在考虑预算期内企业生产经营活动可能发生变动的基础上，按照可预见的各种生产经营活动水平分别确定相关数据，并将实际结果与按预算期内预定的相应业务水平为基础确定的预算数进行比较，以进行控制和考核。

与固定预算相比较，弹性预算显著的特点是以预算期可预见的各种业务量水平为基础编制的预算，使预算能适应生产经营活动的各种业务量的变化。

（2）弹性预算的基本编制方法

1）编制弹性预算的准备工作

弹性预算是在按照成本（费用）习性分类的基础上，根据量本利之间的依存关系编制的预算。在编制预算前应做好如下准备工作。

①选择（或确定）相关经营业务量水平的计量标准。如产销量、材料消耗量、直接人工小时、机器小时等。业务量计量单位应根据企业的具体情况进行选择。通常情况下，制造单一产品或零件的部门，可以选用产品的实物数量（如产销量）；制造多种产品或零件的部门，可以选用直接人工小时或机器小时，即以手工操作为主的车间应选用人工工时，而机械化程度较高的车间应选用机器小时；修理部门可选用直接修理工时。

②确定预算期可预见的经营活动水平的范围，并预计预算期可能实现的各种业务量水平。业务量水平的范围即弹性预算适用的业务量变动区间，应根据企业或部门的业务量变化情况而定，一般是实际业务量不会超越的范围。业务量范围一般可以历史上最高业务量和最低业务量为其上下限，也可定在正常生产能力的 70%~110% 之间，各种可能的业务量水平之间的间隔通常为 5% 或 10%。

2）弹性预算法的具体应用

弹性预算法主要用于收入预算、成本预算和利润预算的编制。现举例说明成本弹性预算和利润弹性预算的具体编制方法。

①成本弹性预算的编制。

成本弹性预算的具体编制方法主要有公式法和列表法 2 种。

成本弹性预算的公式法。公式法是依据成本习性的原理，将全部成本区分为变动成本和固定成本，变动成本主要根据业务量控制，固定成本则根据总额控制，用成本公式“$y=a+bx$”近似地表示预算数的方法。在编制弹性成本预算时，在预算中列示固定成本和单位变动成本，利用公式计算任意业务量的预算成本。其成本预算公式为

预计总成本 = 固定成本预算数 +2（单位变动成本预算数 × 预计业务量）

在成本性态分析的基础上，成本总额包括固定成本和变动成本两部分，即任何成本项目都可近似地表示为“$y=a+bx$”，其中，y 表示某项成本总额，a 表示该项成本中的固定成本，b 表示该项成本中的单位变动成本，x 表示业务量。

在公式法下，只要确定某项成本中的固定成本 a 和单位变动成本 b，就可以推算出该项成本在相关业务量范围内任何业务量水平的预算金额，并用此预算金额对成本支出进行控制和考核。因此，公式法下的成本弹性预算只需要列出成本项目中的固定成本和单位变动成本，而不必列出业务量水平和相应的预算金额。

②利润弹性预算的编制。

利润弹性预算是根据成本、业务量和利润之间的依存关系，以成本弹性预算为基础，以预算期内多种可能实现的销售净收入为出发点编制的，适应多种业务量变化的利润预算。利润预算的主要内容包括销售量、销售价格、单位变动成本、边际贡献和固定成本总额，以预算期内多种可能实现的销售净收入扣减相应的成本分别确定不同销售水平可能实现的利润或发生的亏损。其利润预算公式如下：

边际贡献总额=销售收入-变动成本总额

=销售量×销售单价-销售量×单位变动成本

营业利润=边际贡献总额-固定成本总额

利润弹性预算的编制主要有因素法和百分比法两种方法。

A. 利润弹性预算的因素法。因素法是指在量本利分析的基础上，根据受业务量变动影响的有关收入、成本等因素与利润的关系，通过列表的方式，反映不同业务量水平下的利润水平，汇总编制利润弹性预算的方法。

B. 利润弹性预算的百分比法。百分比法即销售百分比法，又称比重法，它是通过确定受业务量变动影响的有关收入、成本的销售百分比，列表反映不同的销售收入百分比下利润水平的预算方法。

采用百分比法时，应确定产品的销售百分比和相应的变动成本率、贡献毛益率，生产多种产品的企业还应计算出加权平均变动成本率和贡献毛益率，变动成本率和贡献毛益率

之和等于 1。

百分比法主要适用于产品品种繁多的企业。在品种繁多的企业，由于固定成本在各产品之间的分配比较繁杂，而且分配标准的选择也会人为地导致分配结果的误差，因此，没有必要也不可能对每一种产品都逐一编制弹性预算，而应采用综合的方法即百分比法，对全部经营商品或按商品大类编制预算。但由于各种产品的价格、单位变动成本以及销售结构的变动都会影响企业的利润，百分比法未能反映这些内容，运用百分比法编制预算较为粗略。因此，运用百分比法的前提条件是销售收入必须在相关范围内变动，使成本水平（单位变动成本和固定成本总额）保持一定的稳定性。

一般情况下，如果企业产品的品种不多，首先应将固定成本在各种产品之间进行分配，再按因素法编制预算，对各种产品分别进行考核；如果品种繁多，但有几种主要产品的企业，则可先按百分比法编制预算，再将固定成本在主要产品之间分配，采用因案法分别编制各主要产品的利润预算，在总额控制的基础上再对每种主要产品进行考核分析。

（3）弹性预算的优缺点和适用范围

与固定预算法相比，弹性预算的优点主要体现在以下两个方面。

1）弹性预算具有一定的伸缩性机动性强，适用范围广。弹性预算能以弹性方式反映预算期可预见的多种业务量水平下的预算数，适应预算期内生产经营活动的各种变化，能够根据实际业务量进行机动调整，扩大了预算的适用范围。

2）弹性预算具有较强的可比性。在弹性预算法下，如果预算期实际业务量与预计正常业务量不一致，可以将实际指标与实际业务量相应的预算指标进行比较，从而使预算执行情况的评价与考核建立在更加客观和可比的基础上，便于更好地发挥预算的控制作用。

弹性预算一般适用于与预算执行单位业务量有关的成本（费用）、利润等预算项目。由于未来业务量的变动会影响到成本费用和利润等各个方面，从理论上讲，弹性预算适用于全面预算中所有与业务量有关的各种预算，但在实务中，收入、利润一般按概率的方法进行风险分析预算，而直接材料、直接人工可按标准成本制度进行标准预算，只有制造费用、销售费用及管理费用等间接费用应用弹性预算的频率较高。

（二）定基预算法和零基预算法

1. 定基预算法

（1）定基预算法的涵义和特征

定基预算法简称定基预算，又称调整预算法、增量预算法，是指在编制预算时，以基期成本费用水平为基础，结合预算期业务量水平及有关成本影响因素的变化和有关降低成本的措施，通过调整原有成本费用项目的内容和金额而形成预算的方法。

定基预算认为企业现有的业务活动必须继续进行才能使企业正常经营，因此原有为现行经营业务发生的各项成本费用项目都是合理的，预算期的各项成本费用应在现有费用的基础上进行调整。

（2）定基预算的基本编制方法

在按定基预算法编制预算时，以基期同项目的预算指标值为基础，按比例进行增减调整推算预算期的该类预算指标，即

预算指标值＝基期的预算数 ×（1 ± 预算期指标变动率）

（3）定基预算法的优缺点和适用范围

定基预算法以过去经验为基础，认为过去存在的即是合理的，主张不需要在预算内容上做较大改进，而是因循沿袭以前存在的预算项目，只需对需要增减的费用项目在内容和金额上进行调整。这种传统的预算方法比较简便，但存在一定的缺陷。

1）不利于有效节约成本费用。采用定基预算法编制预算时，往往不加分析地保留或接受原有成本项目，可能会导致原来不合理的费用开支继续存在下去，形成不必要开支的合理化，而且年复一年，这些不合理因素将会像滚雪球一样越滚越大，造成预算先天性的浪费，使预算脱离甚至完全背离实际，失去预算的先进性，从而失去预算的意义。

2）不利于调动各部门降低成本费用的积极性。预算人员采用定基预算法时，往往凭主观臆断对成本费用项目平均削减或只增不减，使预算演变为一种随意而简单的工作，不能引起各部门足够的重视，同时受到历史条条框框的限制，无法发挥积极性和创造力。

3）不利于企业未来的发展。定基预算着重于现存费用项目的预算，而忽略对企业未来发展有利确实需要开支的项目，将一些对企业未来发展有利的管理创新思想和方法扼杀于孕育和襁褓中。

定基预算法一般只适用于那些不太重要而且发生变动的几率很小的项目的预算。

2. 零基预算法

（1）零基预算法的涵义和特征

零基预算法全称为“以零为基础编制计划和预算的方法”，简称零基预算，又称零底预算，最早起源于美国，而现代零基预算是美国得克萨斯仪器公司的人事控制经理彼得·派尔在 20 世纪 70 年代提出的一种较为有效管理间接费用的方法。

零基预算是指在编制成本费用预算时，对于所有的预算收支均以“零”为基底，不考虑其以往情况和现有的费用开支水平，而是从实际需要出发，从根本上研究分析每项费用开支的必要性、合理性，各项收入的可行性，以及各项收支数额的大小，逐项审议决策从而予以确定收支水平的预算。零基预算法认为资源分配应当建立在全面比较和科学分析基础上，即所谓的“理性主义”；同时强调参与性管理，即应充分调动各部门管理人员，由下而上逐级建立预算。与传统的定基预算方法比较，零基预算具有如下特点。

1）编制预算的基础不同。定基预算以现有的各种费用项目的实际开支数为基础，考虑预算期经营业务的变化，做适当的增减调整后确定；零基预算不是以现有费用水平为基础，而是一切以零为起点，根据预算期经营活动的重要性和可供分配资金的数量确定。

2）预算编制分析的对象不同。定基预算只考虑预算期的变化，维持过去的费用项目和开支水平，只对预算期的变化进行成本效益分析；零基预算要求对预算期内一切经营业

务活动及支出都要进行成本效益分析。

3）预算的着重点不同。定基预算着重于基期金额上的增减，零基预算则着眼于实际业务需要，按费用的必要性和重要程度分配使用资金。

（2）零基预算的基本编制方法

零基预算法在编制预算时，首先对每项业务所需的人力、物力、财力进行成本效益分析，确定各费用项目存在的必要性；然后按项目的轻重缓急，安排企业预算期各项预算经费。具体操作流程如下。

1）建立“决策单元”，拟定部门预算方案。决策单元是零基预算的基本单位，是零基预算的基本组成部分，它可以是一个项目、一项工程或下属机构。

2）建立项目的“决策包”（方案）。企业内部各部门根据预算期的战略目标，逐项分析进行某项经营业务的目的，不从事该项活动将产生的影响，寻找完成该经营活动的最佳途径，从实际需要出发，不考虑这些费用以往是否发生以及发生数额的大小，详细提出各项业务所需要的费用项目及其开支数额，拟定部门预算方案。

3）确立资金配置层次。预算委员会对各部门提出的预算方案进行成本效益分析。首先，将每项费用的预计收益和成本进行对比分析，权衡利害得失，分析经营业务发生的必要性，将费用划分为可避免和不可避免费用，从根本上剔除一些可避免发生的项目。其次，将必要的、不可避免发生的费用项目划分为不可延缓费用项目和可延缓费用项目，根据轻重缓急的原则，按重要程度、影响程度分为不同等级，并依级次排列。

4）将预算期可动用资金依次分配，落实使用，不可延缓项目必须充分供应资金，可延缓项目则可考虑推迟执行，当期只需满足部分资金的需要。既要保证重点预算项目资金，又要使预算期内各项生产经营活动得以均衡协调地发展。

（3）零基预算法的优缺点和适用范围

零基预算是控制间接费用的较为有效的方法，美国斯坦福大学曾经运用零基预算有效地削减了公共服务补助支出和多余人员的数量及其薪资支出。零基预算的优势体现在如下方面。

1）能充分发挥各级管理人员的积极性、主动性和创造性。编制零基预算要求全员参与，预算编制以零为起点，没有过去条条框框的限制，不受现行预算的束缚，促使各预算部门精打细算，量力而行，合理有效地进行资源分配。

2）更有效地节约成本费用。零基预算不是对过去的简单增减和修补，而是通过成本效益分析重新规划和设计，保证将有限的资金用在刀刃上，提高资金使用效率。

3）零基预算从实际需要出发确定费用项目及支出数额，能切合当期的实际情况，使预算更能充分发挥其控制实际支出的作用。

4）以企业的战略目标为出发点确定必须费用开支项目，有利于企业长远目标的实现。

零基预算也并非完美无缺，与定基预算法相比较，零基预算也存在一定的缺陷，表现为预算的编制十分复杂，要求决策者对企业现状和市场进行大量的调查研究，对浩如烟海的方案的资金使用效果和投入产出关系进行定量分析，准确排序，势必耗费大量的人力、物力和财力，这给零基预算的编制和推广带来了一定的困难。企业通常隔若干年才编制一次零基预算，以后的几年只略做适当的调整，既简化了预算工作量，又有效地节约费用开支。同时，由于零基预算采用先自下而上的编制模式，由生产经营第一线的员工以他们的思维方式提出预算方案，没有能够站在更高层次从全局的角度出发去规划和设想，对整个企业面临需要解决的问题认识不深，这样的预算容易造成狭隘的观念。

零基预算特别适用于产出较难辨认的服务性部门费用预算的编制。一般适用于不经常发生的或者预算编制基础变化较大的预算项目，如对外投资、对外捐赠等。

在实践中，虽然人们普遍认为零基预算比传统的增量预算要好，但就是一个成功的例子。与定基预算相比，定基预算并没有得到有效的应用。由于预算编制人员仍掌握着以前所从事工作方面的知识和信息，形成了较为稳定的思维方式和习惯，编制预算时很可能依样画葫芦，只对基期预算的变动进行调整，绕道而行后又回归增量预算的轨道。但在企业的中高层管理人员经常变动或者项目发生变动的情况下以及存在大量战略变动和高度不确定性的条件下，零基预算是非常有效的。

第三节　财务预算执行与调整

一、财务预算的执行

企业在完成预算的编制之后，就进入到预算执行阶段。财务预算的执行是指预算下达给各级责任部门，各级责任部门以预算为目标，根据预算来组织、安排和控制全部生产经营活动的过程。财务预算的执行是预算目标实现与否的关键，是财务预算管理过程的核心环节。

（一）财务预算执行的范围和主体

企业只有通过预算的实施，才能实现预算的目标。分解细化的预算为预算在管理中发挥作用奠定了基础。但是预算真正成为企业行为的“硬约束”，关键是要用强制的力量去执行。准确合理的预算本身并不能改善企业的生产经营管理和提高企业的经济效益，只有严格认真地去执行预算，把每一项经济活动的发生都严格控制在预算的范围之内，才能达到财务预算管理的目的。

财务预算执行的范围是企业内部的各个责任中心、责任部门和责任人。在预算编制完成后，企业需要根据预算目标将工作层层分解，落实到各个责任中心、责任部门和责任人，使各个预算责任中心、责任部门和责任人可以按照预算的要求进行生产经营活动，保证预算的顺利进行。

企业内部各个责任中心、责任部门和责任人同时又是财务预算执行的主体。预算执行过程中的责任中心是以企业的组织结构为基础，本着高效经济权责分明的原则建立的，它是组织内部具有一定权限、并能承担相应经济责任的内部单位。确定责任中心是财务预算管理的一项基础工作。责任中心是企业内部成本、利润、投资的发生单位，这些内部单位被要求完成特定的职责，其责任人被赋予一定的权力，以便对该责任区进行有效的控制。臃肿的机构不但会增加管理成本，降低管理效率，而且会影响预算管理应有作用的发挥。通常，在一个企业里按照责任对象的特点和责任范围的大小，责任中心可以分为投资中心、利润中心和成本费用中心三类。

（1）投资中心

投资中心是企业最高层次的预算责任单位，一般具有独立法人资格，通常是大型集团的子公司、分公司和事业部，直接向公司的总经理或董事会负责。投资中心在企业内部具有最大的决策权，享有投资决策权和较充分的经营决策权，也承担最大的责任，既要对成本、收入、利润预算负责，还要对其投资效果即投资利润率预算负责。对于一个独立经营的企业而言，这一预算执行主体的责任人是以董事长为代表的企业最高决策层，预算目标就是企业的总预算目标。

（2）利润中心

利润中心是企业较高层次的预算责任单位，一般有独立的收入来源或能视为一个有独立收入的部门，通常是企业的分厂、分店、分公司，具有独立的经营权，需要对其成本费用、收入以及利润预算负责。

（3）成本费用中心

成本费用中心是企业最低层次的责任单位，是最基层的预算执行组织、最基本的预算责任单位，通常是企业负责产品生产的生产部门、劳务提供部门以及有一定费用指标的管理部门。成本费用中心一般不会形成可以用货币计量的收入，只需要对成本费用预算承担责任。通常情况下，企业内部凡有成本费用发生，需要对成本费用负责，并能实施成本费用控制的单位，都可以成为成本费用中心，上至公司，下至车间、工段、班组，甚至个人都可以成为成本费用中心。在企业里，较小的成本费用中心共同组成一个较大的成本费用中心，较大的成本费用中心又共同构成一个更大的成本费用中心，形成一个逐级控制、层层负责的成本费用中心体系。

（二）财务预算执行的程序

财务预算执行是财务预算的具体实施过程，它是预算目标实现与否的关键。财务预算的有效实施，必须借助激励与约束机制，充分调动各级责任单位和责任人的积极性与创造性，并强化其责任意识。财务预算编制完成之后，通常按照以下程序来执行。

1. 预算的分解

年度预算经过审查批准后，为了在实际的生产经营活动中执行得便捷顺利，通常需要进行分解。分解包括两个方面的分解：一是时间方面的分解，需要把年度预算分解到更具体的时间段，如分为季度、月份乃至旬等，有条件的企业甚至可以分解到更细致的时间段；

二是内容方面的分解，将企业的年度总预算按照所涉及内容的不同，分解到各个不同的责任中心和责任人。这样企业才能在日常的生产经营中随时将实际执行情况与预算标准进行比较，寻找差异，从而解决问题。

2. 预算的下达

企业年度预算编成，经审查分解后，为让预算执行的顺利，要针对不同的责任中心和部门传达各自需要的预算。通常关于企业整体完整的总预算仅限于发送给企业高级管理人员以及经高级管理人员授权的其他人员。分送给部门主管及中层管理人员的预算则不需要是完整的，但要保证跟他们的权利和职责有关的总预算的部分和该部分的分解预算都能够传送到位。分送政策应将企业年度计划与预算分成若干部分，分送给相关的各级管理人员。例如一位销货地区的主管，不必分送完整的企业计划与预算，但应给予职责有关的部分，如销货预算、费用预算及销货地区的广告预算等。一般来说，企业应将各预算连续编号，并保留分送对象的编号记录。

3. 预算的讲解

只有企业中的员工充分了解预算编制的依据、原理，明确自己在预算执行中的任务，才能够保证预算执行的成功。而预算编制的时候虽然遵循全员参与的原则，但实际上主要的关键步骤都是由管理人员和主要技术人员完成的，企业中的一般员工对于预算的理解并不一定完全正确，甚至还可能出现抵触情绪。因此，对于预算的讲解是非常重要的。预算下达到各个责任中心、职能部门之后，应该以各部门、小团队为单位，召开一连串的预算讲解说明会，专门讲解企业总体计划以及本部门、本团队的任务，使每个员工都明白自己的任务，知道自己在预算执行过程中应该怎样做。

4. 预算的具体实施

企业财务预算一经批复下达，各预算执行单位就必须认真组织实施，将财务预算指标层层分解，从横向和纵向落实到内部各部门、各单位、各环节和各岗位，形成全方位的财务预算执行责任体系。在企业的生产经营活动中，各个责任部门、责任团队都应当对照自己的预算目标来组织生产与经营，以保证企业预算能顺利进行。

（三）财务预算执行的保障体系

企业年度财务预算已经编成，应如何加以运用？怎样使企业预算中各项计划及政策发生效果？这一阶段的重点，在于执行或运用。财务预算规划与编制必定投入相当庞大的人力与时间，但毕竟属于书面作业，如不能付诸于实施，仍属徒劳无功，必将前功尽弃。因此，企业预算执行过程中必须有相应的预算保障体系，以使企业自上而下都能按照统一的行为规则开展财务预算活动。财务预算执行的保障体系至少应当包括恰当的企业远景描述、良好的企业文化氛围和健全的财务预算管理制度体系等。

1. 恰当的企业远景描述

企业必须有本企业宗旨与使命的明确界定，也就是说必须明确本企业目前是个什么样的企业？将来应该是个什么样的企业？企业必须对一切资源作长远考虑，如果企业没有自身的目标，各项资源就如一盘散沙。因此，除非是企业所赖以建立的基本概念的确能为人所知，并且已经明确表述，否则企业的活动很可能陷入被动。只有在明确界定了企业的宗旨和使命之后，企业机构才能够制定出明确适宜的目标。企业的宗旨和使命是企业决定其优先顺序、策略、计划及工作配置的基础。

2. 良好的企业文化氛围

企业文化是在企业的生产、组织运行中由于部门和员工之间的沟通协作在潜移默化之间逐渐形成的一种普遍的行为规则和信条。良好的企业文化可以发挥巨大的感染力、凝聚力和向心力，使全体员工都能围绕实现企业的远景目标而努力。良好的企业文化氛围一个最明显的优势就是可以调动全员参与。在企业文化的影响下，全体员工都能够主动参与预算的编制与控制，为更好地实施预算管理献计献策；只有使全体员工得到重视，预算才易于被他们接受。此外，在某种程度上，良好的企业文化也可以减少管理当局和企业员工之间的矛盾和缺乏沟通所带来的负面影响，从而有利于作出改善企业管理的决策。

3. 健全的财务预算管理制度体系

财务预算管理制度体系是企业预算管理工作的“根本大法”，对财务预算的实行起着指导、约束和控制的作用。前已述及，健全的预算管理制度体系一般包括以下几个方面。

（1）适当的会计制度

预算的执行，需要相应的会计制度来记录数据，分清权责关系，一般企业都采用责任会计体系来完成这个任务，责任会计体系的建立是完善预算管理的一项重要工作。为便于实行企业计划和预算控制，必须建立责任会计制度。责任会计制度可依据企业需要、组织结构加以设计与建立。当会计制度建立在责任基础上时，所产生的实际资料对设计与控制特别有用，这便于与预算资料相比较，并进行差异分析。有效的预算控制是建立企业内部的责任区域，责任区域可以是部室工厂、车间，也可以是生产线。企业应建立内容规范、逻辑清晰、体系健全的责任会计体系，使每个责任区域都能形成责任会计报告制度。

（2）生产管理制度

预算管理机制的运行需要进一步完善生产管理制度，企业应根据目标利润、生产需求、资源能力等，制定生产计划，确定生产方式，进行生产调度和生产检查。严格的生产管理制度使企业生产安全有序、高效，为预算管理机制的运行提供了可靠的保障。

（3）质量管理制度

财务预算管理是一种全面管理，而不局限于财务管理方面，如果为了降低产品成本而导致质量下降，就会给企业带来负面影响。只有在严格的质量标准控制下，才能进行正常的预算管理。预算管理机制只有建立在严格的质量控制制度的基础上，才能健康而有效地运行。

（4）评价激励制度

在企业财务预算管理工作中，应确立以人为本的管理观念，建立有效的企业激励与约束机制，以全面提高预算工作的效率和效果。评价激励制度主要包括业绩考评制度和奖惩激励制度。

二、财务预算的调整

企业是不是有了好的预算，并严格进行刚性控制，就可以按部就班、高枕无忧了呢？当然不是，企业所处的环境在不断变化，这些不断变化的环境正是影响预算执行效果的罪魁祸首。企业正式下达执行的财务预算，一般不予调整。但是在预算执行过程中，环境的变化是永恒的。由于主客观条件的发展变化，要保证预算的科学性、严肃性与可操作性，对预算进行适当的调整是必要的。

（一）财务预算调整的动因

财务预算是建立在科学预测的基础上，依据预算编制时的内外环境来编制的，一方面，在编制中由于环境的不确定性以及人为因素的影响，导致预算产生偏差；另一方面，在预算执行过程中，由于主、客观环境发生变化时，尤其是当外部环境发生重大变化，或企业战略决策发生重大调整时，预算与现实的偏差就会越来越大，就不可避免地要进行预算调整。只有这样，企业才能在预算管理中进行风险规避，在预算管理中不丢失市场机会，因为如果发现某项预算编制的基础已经发生了变化，仍然坚持按照原预算去执行，显然不符合预算作为管理控制系统的初衷。财务预算调整的最重要的动因，归纳起来不外乎就是时间和空间的变化。

1. 时间变化

预算执行所在的期间和预算的编制期间一般情况下都是不相同的，这种时间的差距很可能使预算编制环境和执行环境乃至企业具体的短期目标发生变化。这些因素的变化都需要预算作出相应的调整。

（1）预算编制环境和预算执行环境不同

由于预算编制的时候是以当时情况和未来预测发展为基础的，虽然考虑了可能出现的不确定性，但无法做到与未来环境的完全一致。在预算执行中，如果环境发生变化，使得原来编制的预算已经不能适应新情况的需要，为了企业预算期间的目标能够顺利实现，乃至长远的发展，就必须对已经不合时宜的预算标准进行调整。1）当市场需求发生重大变化，应该相应调整预算。财务预算内容体系通常是以销售预算为起点，其他所有预算都以销售预算为基础编制的，在预算执行过程中，遇到市场需求发生重大变化的情况，应当及时调整预算。2）当外部市场发生重大变化，应该调整预算，同时相应调整目标责任。当外部市场环境变化较大或影响长久时，也应从实际出发，适当调整责任单位的预算责任，以保护责任单位的积极性。如果在责任单位确实无力消化突发的外界不利因素时，一味坚持原定预算，会削减责任单位的工作热情，从而对企业长期发展和既有的管理产生负面影响。

（2）预算编制的短期目标和执行中的短期目标不同

预算编制的时候需要充分考虑企业的长期目标和短期目标，为了实现这些目标而努力。但是在预算的执行过程中，企业的短期目标很可能发生变化，与预算编制时确定的目标不同。当企业内部资源发生变化，应该相应调整生产经营预算，并适当调整预算目标责任。例如企业预算中确定的预算期间的目标是销售额增加 500 万元，但在预算执行过程中，由于应收账款回收渠道不畅等原因，造成企业现金严重短缺，这时企业的短期目标就不是扩大销售，而是保证正常生产经营的现金需要。相应地，有关预算标准也要调整。此外，企业生产经营过程中可能会有增补临时预算的情况。当事先计划不周或发生临时变化时，常会增补临时预算。

2. 空间变化

空间变化主要指的是进行预算编制与预算执行的部门和人员不同。预算编制是通过上下级之间的反复沟通协调实现的具有普遍接受性的目标。在这个过程中，具体的预算执行人员虽然参与了预算编制，但预算框架体系、关键数据、重大任务还是主要由财务部门和各级管理人员，特别是高级管理人员确定的。这样，预算编制和具体的预算执行人员的不统一，可能会造成目标和实际情况脱节，财务部门和管理人员不可能完全了解预算具体执行中遇到的问题。所以在预算执行中，具体的操作人员会发现在预算中没有明确提出或描述一些特殊或突发情况。对涉及这些情况的预算标准，必须及时调整与修改，才能使计划和实际合拍。

（二）财务预算调整的原则

财务预算管理是监督生产经营部门和控制生产经营过程的科学管理方法必须保证在执行过程中的严肃性和权威性。预算调整必须按照预算管理制度中规定的调整程序进行调整。同时，调整预算还应该分别不同的情况，确定不同的调整方案。预算调整根据预算指标执行的具体情况、客观因素变化情况及其对预算执行造成的影响程度，可分为预算目标调整和预算目标不调整只调整预算内容两种。具体讲，如果生产布局进行重大调整国家相关政策出现重大变动，非常有利于企业或不利于企业，对生产经营造成实质性转变，对预算执行结果产生重大的影响，就需要对预算目标进行调整；如果对预算的执行没有长期持续的影响，一般只对相关部门进行调整，并且预算目标不调整而只调整预算内容。

企业应当建立内部的弹性预算机制，对于不影响财务预算目标的营业活动预算、投筹资活动预算之间的调整，企业可以按照内部授权批准制度执行，鼓励预算执行单位及时采取有效的经营管理对策，保证财务预算目标的实现。

对于预算执行单位提出的财务预算调整事项，企业进行决策时，一般应当遵循以下原则：（1）预算调整事项不能偏离企业发展战略和年度财务预算目标；（2）预算调整方案应当在经济上能够实现最优化；（3）预算调整重点应当放在财务预算执行中出现的重要的、非正常的、不符合常规的关键性差异方面。

允许调整预算，并不意味着能随意调整预算。预算调整必须加以严格的限制，要维持预算的严肃性，只有在满足一定条件下才能作预算调整。预算的调整同预算的制定一样，是预算管理的一个重要、严肃的环节，必须经过严格、规范的审批程序，否则不能随意调整。由于预算调整属于非正常的事项，而且牵扯面广，对其他相关部门也会产生影响，并可能引起一系列的变化，所以需要从严把握。首先，应该严格界定预算调整的范围，只有出现不可控的因素变化时才允许调整。如国家相关政策发生重大变化、市场需求或价格的重大变化、设备维修的需求变化或其他经预算管理委员会同意的原因出现时才允许调整预算。其次，应该规范预算调整的权限与流程。对于确需调整的预算项目，应由相应的责任单位提出申请，依照一定的程序经相应级别的预算管理部门审批后，才能予以调整。对于重大的调整必须经预算管理委员会集体讨论通过后才能进行。只有对调整的范围权限与流程进行严格规范，才能在出现难以预料的新情况时，使预算调整有序进行，不至于失控。这样的调整不会削弱预算中心的控制力度，反而会增加预算管理的严肃性，促使各责任单位认真、负责的编制预算，努力探求本责任单位预算编制项目的合理定额。

（三）财务预算调整的程序

财务预算是企业预算期间生产经营的标准，保证其稳定性能够使企业的业务目标连续、一致，并且有利于员工的理解和执行。预算的调整同预算的制定一样，是预算管理的一个重要、严肃的环节，因此，预算调整必须经过严格规范的审批程序，不能随意更改。

1. 预算调整的申请

在申请调整预算之前，申请部门应当明确，该预算的调整是可以从本责任中心内部调整预算来解决，还是要增加本部门的总预算或希望可以从其他责任中心调剂解决。因此，申请预算调整的部门首先应该查询本责任中心当前的预算使用情况，根据剩余预算的情况和下一个阶段的工作安排，决定尚未执行的项目中哪些可以取消或延迟到下年度执行，这样就可以知道有多少预算可以调剂出来；然后再和预算管理部门联系，看采取什么样的方式可以解决预算调整的问题。

企业调整财务预算，应当由预算执行单位逐级向企业预算管理委员会提出书面报告，阐述财务预算执行的具体情况、客观因素变化情况及其对财务预算执行造成的影响程度，提出财务预算的调整幅度。如果需要修改预算，首先应由预算执行人或编制人提出调整申请。调整申请应说明调整的理由（内、外环境发生了怎么样的变化、按照原预算遇到怎样不可克服的困难或损失等）、调整的初步方案（具体的调整点、调整方法）、调整前后的预算指标对比以及调整后预算的负责人执行人等情况。

2. 预算调整的审议

企业财务预算管理部应当对预算执行单位的财务预算调整报告进行审核分析，集中编制企业年度财务预算调整方案，提交经理办公会或财务预算管理委员会以至企业董事会审议批准，然后下达执行。调整申请必须经由财务预算管理委员会审议，并提出审议意见。

3. 预算调整的批准

预算调整批准的权力机构是企业预算管理委员会，预算管理委员会根据预算调整事项性质的不同，授权相应的部门批准预算调整事项，并下发预算单位执行。

下面是某公司财务预决算管理办法中规定的财务预算调整工作程序。

（1）财务预算的调整应当由预算执行单位提出书面报告，报告应阐述财务预算执行的具体情况，重大变化因素及其对财务预算执行造成的影响程度，提出财务预算指标的调整。

（2）公司对预算执行单位上报的财务预算调整报告及时进行审核。

（3）对内部能平衡的调整因素，经公司总经理办公会审定后，下达调整预算。

（4）对影响公司年度财务预算执行的重大变化因素，由公司及时向集团总部上报财务预算调整报告，经集团总部批复后执行。

第四节　财务预算监控与考评

一、财务预算监控

（一）财务预算监控的范围和主体

财务预算监控既是财务预算管理活动中的一个重要环节，也是保证财务预算管理目标顺利实现的重要手段。

如果只有预算编制而没有预算的监控，这只是一个开环的管理，无法保证企业目标的实现。在财务预算执行的过程中，由于种种的原因，实际执行情况难免与事先的预算发生偏离。为了纠正这种偏离，保证企业按照既定的预算目标运行，对预算执行的过程进行日常监督与控制便是必不可少的；否则预算就会流于形式，失去控制力。

1. 财务预算监控的范围

企业实施财务预算，不仅仅是预算管理委员会的事情，也不只是财务部门的事情，它所涉及的范围十分广泛，既涉及企业各个职能部门及其人员，又涉及企业上下各个核算单位及其人员，它是一种全员的管理，需要各个职能部门、核算单位及其人员的密切配合、积极参与。财务预算监控的范围十分广泛，主要可以从以下几个层面来实施：第一，从预算的内容来看，财务预算监控范围应当包括投资活动预算的监控、融资活动预算的监控、营业活动预算的监控、现金流量预算的监控财务状况预算的监控和经营成果预算的监控；第二，从预算的管理环节来看，财务预算监控应包括所有管理环节的监控，从预算的编制、执行调整到预算的考评和奖惩，各个环节都需要实施监控；第三，从预算实施的部门来看，财务预算监控范围应当包括企业的各个责任中心和职能部门，凡是实施预算的责任中心和职能部门都是监控的范围。

2. 财务预算监控的主体

财务预算监控的主体是指财务预算监控的组织者和实施者，是实施预算监控职能的机构。由于预算监控的范围涉及整个企业各个环节、各个部门、全体成员，所以预算监控应该是全面的、系统的。有效的监控应该借助各部门、各成员的共同努力，它应该是预算执行者的自我监控和相互监控的结合。

在实施预算的企业里，预算的监控主体不应是单一的，而应当建立多层次的预算监控主体，期望通过设置一个机构来完成全部预算监控工作是不切实际的。最高层次的预算监控主体当然是预算管理委员会，对于企业预算的执行情况，预算管理委员会作为最高的监控主体行使其监控职责。第二层次的监控主体是企业的各级部门，这是按照逐级负责制原则，由上级对下级的预算执行情况进行逐级监控，其监控对象是下级的预算执行情况。这样，企业的预算目标就可以逐级往下渗透到生产经营的每过程每一环节、每一岗位，确保预算目标的实现。在这个监控体系中，处于中间层面的各部门既是上级监控主体的监控对象，同时又是下级部门的监控主体。

财务预算监控主体的职责主要有：一是检查各责任单位预算执行情况，对于不符合预算要求的开支，一律不得随意开支；二是对责任单位因环境变化或其他原因导致所提出的预算调整方案进行审核，并报上级监控主体或企业预算管理委员会批准；三是收集有关已执行预算的责任单位的运行情况，为下一个预算期间制定预算提供依据。

（二）财务预算监控的模式

1. 从财务预算监控的力度来看，有紧控制和松控制两种模式。

（1）紧控制

预算紧控制，即严格依据财务预算的完成程度来考评相关责任人的业绩。其基本理念是为员工确定具体的短期（如 1 年）目标，使其工作得更有效率。紧控制模式是比较传统的预算控制模式，它源于成本管理的标准成本法，以控制“偏差”为基础，即监测实际产出与事先确定的预算目标之间的差异；然后进行适当的监控以消除或尽量减少偏差，它是标准成本控制思想从成本领域向其他作业领域的延伸。财务预算紧控制有以下一些特点：1）关注预算具体项目的细节；2）不允许偏离预算目标；3）高层管理者重视与预算相关事项的交流，强调财务预算目标的实现。

在预算紧控制情况下，责任人的实际业绩与预算应该相符，预算标准对他们来说就是一个强有力的约束。在每个月或每季度进行考核的时候，将到期为止的实际业绩与预算标准比较，如果预算目标没有达到，则考虑纠正的措施。因而，在实施预算紧控制情况下，各级管理者的业绩主要是根据在预算期内达到预算目标的能力来评判的。

预算紧控制从 20 世纪 20 年代产生至今一直是多数企业的首选模式，人们普遍认同预算紧控制的作用。实行预算紧控制有以下好处：1）紧控制能防止管理人员的浪费和低效率，它促使管理者不断增强节约和高效的意识；2）持续的压力促使管理者寻找新的方法改善现有的经营，创造新的措施来实现预算的目标。

目前我国企业大多数采用的也是预算紧控制模式，无论是具有成功经验的企业还是学术界，无不认同预算紧控制的重要性。例如在我国邯钢的预算管理体系中，每个月都会进行实际业绩与预算标准的比较与分析，没有完成预算目标的要进行奖金否决，这就是典型的预算紧控制模式。

（2）松控制

预算松控制是近年来国外企业逐渐兴起的一种预算控制模式，其典型代表就是在欧洲一些大公司实施的“超越预算”模式。所谓“超越预算”，确切地说应该是超越预算紧控制。实行松控制的评价标准较为灵活，它主张把责任和权利都进行适当的下放，授予下级，给下级人员足够的权力空间。在松控制模式中，预算主要用作联络和计划的工具，每年预算管理部门会照样编制、复查、调整和批准预算，每月或每季度仍会将实际业绩与预算比较，并对差异作出分析和解释；但是预算并不被看作是对预算执行者的约束和评价标准。随着经营环境和预测前提条件的改变，初始的预测和预算可以随时修改。

预算松控制源于人本主义的管理思想，其主要控制对象由紧控制中的内部组织单位和个人转向组织外部的环境变量。与紧控制中以是否达到预算目标作为考核业绩的标准不同，在松控制模式下，即便预计的目标没有达到也并不一定意味着经营业绩不佳。

2. 从财务预算监控的形式来看，有外部监控和内部监控两种模式

（1）外部监控

外部监控是指预算执行过程中上级对下级的监控。外部监控的措施一般有：1）规章和条例，即对组织行为期望要求和员工的工作状态的表述。一般情况下，每个预算管理系统都会有相应的书面规章和条例制度。2）产出监控，即将监控集中在业务结果，使员工慎重考虑应该如何完成任务。产出监控主要是通过财务监控来实现的，如通过监控收入取得和成本发生来保证最终的财务成果。

（2）内部监控

内部监控是指每一个责任单位对自身预算执行过程的监控，它是预算监控的主要形式之一。内部监控的优点在于在预算编制过程中，各级预算责任部门和相应员工都有所参与，在预算执行之前他们对预算就已经心中有数了，这样有利于在预算执行过程中发挥其主观能动性。预算目标的分解明确了各个责任单位的目标和责任，并赋予其相应的权利，再配以适当的激励制度，把权、责、利三者紧密结合起来，这样会更有利于责任单位在执行过程中对偏离预算的不利行为进行自我纠正，调动责任单位实行自我监控的积极性。

（三）财务预算监控的程序与原则

1. 财务预算监控的程序

在企业预算管理实践中，内外部因素变化会使各项预算在执行过程中不可避免地受到影响。为了了解和检查预算期间正在发生的各项经营收入和费用支出的情况，以及严格关

注那些可能会发生的意外情况，企业必须以预算目标为标准进行严格的监控，并建立一套能够严格监控预算执行情况的程序，保证支出类的项目必须严格控制在预算之内，收入类的项目必须要完成预算，现金流动必须满足企业日常和长期发展的需要。

一个完整的预算监控程序，应当是从预算目标确定开始的，它包括确定目标、编制预算、责任落实、业绩报告、差异分析、业绩考评与奖惩措施等，是一个系统化的过程。通常情况下，一个财务预算监控程序应当包括以下各个步骤。

（1）确定目标、编制预算

明确预算目标是建立财务预算控制系统的基本原则之一，设置预算目标应该注重企业的长期价值和竞争优势。确定预算目标是预算编制的基本依据，也是预算控制的起点。企业总的财务预算目标居于最高的统驭地位，它指明了预算期间企业发展的目标与大方向以及必须达到的竞争水平等。如果预算目标不明确，将会在很大程度上影响到预算编制的合理性执行的可控性和考评的准确性。在明确了预算目标之后，接下来就是采用一定的编制程序和编制方法来编制各项具体的财务预算。

（2）责任落实

预算分解的过程，也就是落实责任的过程，将企业的总预算目标按照预算责任体系逐级分解到各责任单位直至具体责任人。落实预算责任的工作是否顺利，在很大程度上取决于企业预算组织结构的合理性、责任层次与责任界限的清晰性。而责任预算及其目标的有效实施，必须依赖具有激励与约束功能的各项责任业绩标准的控制。

（3）业绩报告与差异分析

责任业绩报告反映着责任中心甚至企业整体截至某一个时点财务预算执行的进度与运行状态，从中首先可以发现预算执行的实际效果及存在的问题、问题出现的环节、偏离预算目标的程度及其对企业整体预算目标的影响；然后针对不同环节，进行差异分析，查找差异产生的原因，从而保证企业预算目标的最终实现。

（4）业绩考评与奖惩

企业通过业绩考评，可以掌握预算的运行状况以及存在的问题，从而为协调各责任单位之间的矛盾、纠正偏差提供思路。此外，通过业绩考评，确定各责任单位和责任人责任目标的实现水平，以及不同责任单位或责任人对企业整体预算目标的贡献差异，进而为以后兑现奖罚提供依据。奖优罚差是预算控制具有激励与约束功能的策源地。一个预算期满，企业必须对各层次责任预算执行的成绩与缺陷、经验与教训、优劣差距与原因等进行全面系统地总结与评价。总结环节实际上发挥着一种承前启后的作用，同时也标志着下一预算控制循环的开始。

2. 财务预算监控的原则

（1）外部监控与内部监控相结合原则

每一个预算责任单位既要接受其上级监控主体的监控，又要对其下级预算责任单位行使监控职责，亦即既要实行外部监控，又要实行内部监控。只有把外部监控和内部监控有机地结合起来，监控才能达到良好的效果。如果只强调外部监控而忽视内部监控，监控就很难到位；如果只强调内部监控而忽视外部监控，监控就有可能会流于形式，监而不控，甚至不监不控。只有两者的有机结合，监控才能有效地实施。

（2）定期监控原则

在有效的预算监控程序中，预算管理者应该对监督预算数据的时间作出具体的规定。由于各个企业所处的行业不一样，所以各个企业规定的监控时间周期也不同。通常情况下，大多数企业是以“月”作为对预算进行监控的时间单位。在一般情况下，以月作为周期进行监控时，预算管理人员可以从原始凭证或企业的其他记录中了解经营收入、费用发生的情况，然后在预算表中填写“实际”数据，并将其与预算数进行比较，得出差异。对于在许可范围内的差异要立即自行处理，对于超出许可差异范围的差异，必须立即向上级预算管理部门报告。

（3）及时监控原则

建立预算监控程序，对企业生产经营活动中发生的各项收入、费用和现金流量的情况要进行及时监控。要做到及时，就必须保证所有的业务资料都应该便于查找并且可以随时查找到。在诸多时候，这些数据应该直接来自于销货发票等凭证。在现金流量情况较差的情况下，管理人员应该及时、定时查看现金记录。对于管理人员来讲，能否及时、准确地收集汇总这些信息，是衡量预算监控程序是否需要改进的重要尺度。

（4）灵活监控原则

在对财务预算进行监控的过程中，并不是出现的所有差异都能够找到有效的解决办法，对于那些无法处理的差异，企业不要一味地坚持要找到解决办法。因为这样做没有任何意义，反而有可能给企业带来严重的损失。对于这些解决不了的差异，企业只能予以认同，并及时重新修改涉及的所有预算，要有灵活性。

（5）重要性原则

重要性原则，也称例外管理原则，是指仅在重要的和意外的事件发生的时候，才报告上级预算管理者予以关注的一种管理方式。重要的和意外的事件有两层涵义：一是对实现企业总预算、责任中心预算或对社会效益有实质性影响的事件，这类事件不论数额大小，都应作为重要事件。二是指发生的数额较大的事件。管理人员也许已经掌握了所负责部门的全部内容，甚至对其他预算以及总预算的部分或全部内容都有所了解，但这并不意味着要事无巨细地过问日常工作的各个环节。不同的企业对重要性有着不同的理解，要让企业内每一个员工都清楚地理解“重要性事件”的判别标准，如当差异超过 10% 时即作为重要性事件，以免出现判断失误给企业带来损失。

二、财务预算考评

（一）财务预算考评系统

1. 财务预算考评系统概述

财务预算考评系统，是指为了达到预算目标，运用一些评价指标，采用特定的方法，对各预算责任主体的预算执行情况进行考核与评价的制度。

企业财务预算考评是多层次的，既要对各类责任中心进行考评，也要对个人进行考评。在预算考评过程中，各个层次的责任中心应向上一级的责任中心报送责任报告。首先，最低层次的责任中心在对其工作成果进行自我分析评价的基础上形成责任报告，报送直属的上级责任中心；然后，由上级责任中心根据所属各责任中心的责任报告，对各责任中心的工作成果进行分析、检查，明确其成绩，并指出其不足；该上级责任中心也要编制本责任中心的责任报告，对本身的工作成果进行自我分析评价，并向更上一级责任中心报送。通过这样层层汇总、分析与评价，直至企业最高领导层，全面反映企业各层次责任中心的责任预算执行结果。

无论是哪一个层次的预算考评，其考评系统一般都由以下几个要素构成：考评主体、考评客体（考评的对象）、考评目标、考评指标体系（考评指标、标准、方法等）以及相关的激励机制。考评主体，即考评者，是预算评价的行为主体，它是特定的组织机构；考评客体，是评价的行为对象，是企业内部执行预算的各责任部门及相关人员；考评目标是评价的立足点和目的地，是要通过考评来检验预算执行情况，也为奖惩提供依据；考评指标体系是考评系统的核心部分，其中考评指标是对评价客体实施评价的重要依据，考评标准即是预算标准，考评方法是具体实施评价的技术规范；激励机制是考评行为的延伸和反馈，有利于考评客体行为的改善。

财务预算考评主体依据一定的考评目标，通过一定的考评指标体系进行预算考评，形成考评结论，并通过定的激励与约束机制来影响考评对象的行为，使考评对象更好地为实现企业财务预算目标而努力工作。

2. 财务预算考评主体

财务预算考评主体是预算考评的组织者和实施者。预算的考评主体和监控主体一样，是一个多层次的考评主体，它可以分为两个层次：第一个层次的考评主体是预算管理委员会。对于企业预算的执行情况，预算管理委员会作为最高的考评主体行使其考评职责。第二层次的考评主体是企业内部的各级部门，这是按照逐级负责制原则，由上级对下级的预算执行情况进行逐级考核与评价，其考评对象是下级各责任部门和相关个人。在财务预算考评体系中，处于中间层面的各个部门既是上级考评主体的考评对象，同时又是下级部门的考评主体。

3. 财务预算考评客体

考评客体，即考评的对象。在财务预算考评时，考评的对象是企业内各级预算责任单位和相关个人。各级预算责任单位是指企业管理组织结构中的各个层次，如纵向组织结构中的分厂、车间、工段、班组等，横向组织结构中的供应、生产、销售等职能部门和计划、财务、人事等管理部门。当然，预算责任单位未必一定服从企业管理组织结构的要求，如按可控性划分责任单位、按成本动因划分作业单位等。作为考评客体的下级责任单位，应根据预算管理的要求设置。

4. 财务预算考评目标

考评目标是解决为什么要进行考评的问题，目标代表着一个组织努力追求的一种预期的效果。财务预算考评的目标是评价的立足点和目的地，是要通过考评来检验预算执行情况，也为进一步的奖惩提供依据。

（二）财务预算考评的目的与作用

预算考评是对预算执行者的考核及业绩的评价，是对企业各组成部分对企业实现整体目标贡献的评价和检验。它是预算管理环节中重要的一环，是一个承上启下的环节。考评的结果主要用于工作反馈、薪酬管理、职务调整和工作改进等。

1. 财务预算考评的目的

对财务预算进行考评，其具体目的可以归纳为如下几条。

（1）控制。预算考评使被考评对象可以明确今后改进工作的方向，有利于推动企业预算总目标的实现。

（2）沟通。规范化的预算考评，可以使上级正确了解下属员工的能力和对企业的贡献，改变凭印象用人的不好习惯，使人事劳动管理科学化。

（3）激励。预算考评具有较强的激励作用，通过预算考评，使被考评对象看到自己的差距，明确今后工作改进的目标，将业绩与奖惩制度挂钩，势必增强预算执行者的成就感与组织归属感，从而调动其积极性、主动性和创造性。

财务预算考评的目的并不是纯粹为了对责任单位或个人的业绩进行评价，它更深层的目的是为了有效地推动责任单位和个人的行为表现，引导企业全体员工从个人开始，共同朝着企业的整体预算目标迈进。

在实际经济生活中，经常可以看到以下这些做法：把考评作为发放奖金的工具，为发放奖金而进行考评，没有事后的差异分析，也没有改进措施的落实，不能发挥改进工作的作用；平时没有日常预算管理，当出现某种需要的时候才临时制定标准考评，结果是考评标准一次性有效，有考无核，不能起到激励作用；企业领导者主宰考评，没有十分明确的考评标准，容易加深上下级矛盾，影响人际关系，不利于上下级之间的沟通。上面这些做法比较常见，但却是不可取的。

2. 财务预算考评的作用

在企业预算管理体系中，预算的考评既起着检查、督促各级责任单位和个人积极落实预算任务，及时提供预算执行情况相关信息以便纠正实际与预算的偏差的作用，又为企业有效激励和约束相关部门和人员提供了依据，还有助于企业管理当局了解企业生产经营情况。预算考评以预算目标为考核标准，以预算完成状况的考查为考评核心，通过预算实际执行情况与预算目标的比较，确定差异并找出产生差异的原因，进而据以评价各级责任单位和个人的工作业绩，配以适当的激励与约束制度，以充分调动各级责任单位和个人的工作积极性，提高企业的经济效益。

具体来说，预算考评的作用主要有以下几个方面。

（1）预算考评能确保企业预算目标的实现。预算目标一经确定并细化分解到各责任单位和相关个人以后，就成为企业一切工作的核心，在企业内部具有“法律效力”，对企业各级责任单位和相应个人具有较强的约束作用。在预算执行过程中，管理者对预算执行情况与预算的差异适时进行确认，及时纠正执行中的偏差，可以为企业预算目标的顺利实现提供可靠的保障。如果没有预算考评，各级责任单位可能并不会将预算目标放在心上，从而影响到企业预算总目标的实现。

（2）预算考评有利于预算指标的优化。通过预算考评，可以反映整个企业的经营业绩，也可以检验现行各项预算指标是否合理和可行，从而为下期预算指标的确定起到一定的指导作用，为管理者优化预算指标提供资料和依据。

（3）预算考评增强了企业员工的成就感。考评本身具有较强的激励作用，通过预算考评肯定了相关员工的工作业绩，并将他们的工作业绩与奖惩制度挂钩，势必会增强员工的成就感，从而进一步激发员工的工作积极性。

（4）预算考评是对预算执行者业绩评价的重要依据。预算目标的层层分解与落实，使企业每位员工都有他们自己相应的预算目标，拿执行者的实际业绩与他们自己的预算目标相比较，评价执行者的业绩，确定责任归属，是比较公正、合理和客观的。

（三）财务预算考评的原则与程序

1. 财务预算考评的原则

财务预算的考评，应当遵循以下几项基本原则。

（1）目标原则

实施财务预算管理，其根本目的是要实现企业的既定目标。在目标确定之前，企业管理者已经进行了科学的预测，因此，在预算考评时如果没有特殊原因，未能完成预算目标就说明预算执行者未能有效地执行预算，这是实施财务预算管理考评的第一原则。

（2）可控性原则

财务预算考评既是预算执行结果的责任归属过程，又是企业内部各预算执行主体间利益分配的过程。预算考评的基本要求是客观、公正、合理，因此各责任主体以其责权范围为限，仅对其可以控制的预算差异负责。也就是说，对各责任层次考评的内容应该是各层次责任主体所能控制的业务或因素，只有可控因素带来的预算差异才应该由相应的预算主体负责，利益分配也应当以此为前提。但是应该注意的一点是要避免因为强调可控而导致的责任中心推诿责任，可控应该是相对的，而不应绝对的理解，只要责任主体对某因素具有重大的影响或作用力，或者说没有比其更具有控制力的责任主体，则该因素应该是该责任主体的可控因素。

（3）适时考评原则

财务预算考评要讲究时效性，当期的预算执行结果要在预算期一结束就立即进行考评，而不能等过了很久再来考评，这样就失去了考评应有的作用。只有对预算的执行结果及时考评，并适时地依据奖惩制度兑现，这样才有助于预算管理工作的改进，确保预算目标的顺利完成。

（4）风险收益对等原则

在财务预算考评中，要遵循风险收益对等原则，即在对各预算责任主体进行考评时，要注意使相关责任主体的风险与收益相匹配权责对等。预算责任的分担及其利益的分配，实际上是现代代理理论的问题。代理理论的核心问题就是研究解决委托人与代理人之间的风险与收益问题。为了实现“分担风险”与“分享收益”的公平性，风险收益对等原则就是一个必须遵循的预算考评原则。

由于外部环境因素通常是预算责任主体所不能控制的，但前已述及，预算考评要讲究可控性，那么因这些不可控的因素导致的预算差异该由谁负责？在委托代理关系中，通常有三种模式：1）委托人承担全部的风险，对代理人实行固定报酬制，对代理人而言，其风险最小，但是其期望收益也会最小；2）委托人与代理人实行完全的分担，代理人没有固定的报酬，对代理人而言，其面临的风险较大，但是其期望收益也可能最大；3）代理人承担部分风险，即对代理人实行部分固定报酬制，对于代理人而言，其风险和收益介于上面两种模式之间。这三种模式各有利弊，在预算考评中的具体运用是如果在企业预算编制与落实的过程中，采用的是第一种模式，则不可控因素所带来的预算差异应由委托人负责；反之亦然。一般而言，在较高层次的代理关系中，应倾向于由代理人承担较大的经营风险，以增强代理人的责任心；而在较低层次的代理关系中，应倾向于由代理人承担较小的经营风险，如此才更便于实现权、责、利的对等关系。

（5）分级考评原则

分级考评原则要求预算考评应与预算目标的确定及其分解相适应，针对每一层次责任主体所拥有的权力和承担的责任进行业绩考核评价，这是实现权、责、利相结合的基本要求。财务预算的考评是根据企业预算管理的组织结构或预算目标的分解层次进行的，预算执行者是预算考评的对象，每一级责任单位负责对其所属的下级责任单位进行预算考评，而本级责任单位预算的考评则由所属上级部门来负责。

（6）公平、公开原则

财务预算的考评必须公平。所谓公平，就是相同的投入要获得相同的回报。一个人工作满意程度取决于个人报酬投入比与他人的平衡程度，如果他觉得自己的报酬投入比较其他人低，就会觉得不公平，并由此产生不满情绪，消极工作。从实践上看，公平的考评发挥着积极的作用;不公平的考评起着消极的作用，且会挫伤员工工作的积极性，引起不信任。

财务预算考评还必须公开。考评的标准必须是公开的。标准是指导人们工作的规范，而不是制裁员工的秘密武器，考评标准公开是考评公平的前提，公开标准便于员工监督。考评公开，包括制定标准的过程对被考评者公开，考评标准要在执行之前公布，考评的结果要在有关的范围内公布。

（7）例外考评原则

在企业的预算管理中，可能会出现一些不可控的例外事件，如市场的变化、产业环境的变化、相关政策的改变、重大自然灾害和意外损失等，考评时必须关注这些例外事件，并将其作为特殊情况处理。企业受到这些因素的影响后，就应及时按程序调整预算，考评也应该按调整后的预算指标进行例外考评。

（8）总体优化原则

预算管理客观上要求通过调动各责任预算主体的积极性、主动性来实现预算目标，但责任预算主体是具有一定权力并承担相应责任的利益关系人，他们自然而然地以自身利益为最大目标。一般而言，双方的利益目标具有一致性，在局部利益最大化的同时实现整体利益的最大化。然而局部利益和整体利益分别代表了两个层次的利益，因此两者不可避免地存在矛盾，有可能为实现局部利益最大化而损害整体利益最大化。如销售中心只重销售而不重资金的回收，生产中心只重产出数量而不重成本的节约和质量的提高等。为此，预算的考评要支持企业的总目标，实现总体最优化。在制定考核标准时，就应该防止以局部利益损害全局利益。个人或部门目标的实现，应有助于企业总体目标的实现而不是相反。

2. 财务预算考评的程序

财务预算考评既然是对预算完成情况的考核与评价，所以其内容必须与预算编制的内容一致，以预算责任主体为考评对象，以预算目标为核心，通过比较预算执行结果与预算目标，确定其差异，并分析差异形成的原因，据以评价各预算责任主体的工作业绩。企业财务预算考评工作通常按照以下的程序进行。

（1）广泛收集相关资料

在一个预算期间结束后，各预算考评主体首先要收集考评相关的各种资料。预算考评所需资料包括内部资料和外部资料两方面。内部资料主要是有关预算目标及其执行情况的资料，用以确定预算差异；外部资料包括影响预算执行结果的有关外部因素的变动信息和相应外部市场的可比信息，用以进行差异原因分析。对预算的考核与评价，必须建立在充分、准确的资料基础之上。

（2）将实际完成情况与预算进行比较，确定差异

对于实际情况与预算之间的差异，根据其性质，可以分为两类：有利差异和不利差异。有利差异是指实际情况要好于预算的情况，如实际销售收入大于预算收入，某项支出的实际额小于预算支出额；不利差异则与有利差异相反，是指实际情况要劣于预算，如实际销售收入没有达到预算的标准，成本费用超过预算标准等，这些差异显然对企业的利润产生不利的影响。

对预算进行考核与评价的最终目的是希望消除那些真正不利的差异，确保企业的财务预算目标能顺利实现。在收集到相关资料，进行整理、计算之后，预算考评主体要逐项比较，列出各种差异，确定差异额，并分清是有利差异还是不利差异。

（3）进行差异分析

这一步主要是对各项差异进行分析，查找差异产生的原因，并就如何消除不利差异，提出整改措施和办法。差异形成的原因，不外乎内部工作效率和外部因素变化两方面。在进行差异分析的过程中，要注意那些表面上看来是有利差异、实际上为隐性不利差异的现象。这是因为在预算考评中，有利差异不一定“有利”：一方面，它可能意味着预算编制质量不高，或者缺乏预算调整，从而降低了预算的计划和控制职能；另一方面，也可能意味着“预算松弛”的现象可能比较严重。

第五节　财务预算激励与约束

一、财务预算激励与约束概述

（一）激励理论

1. 对激励的理解

关于激励，各种不同的学科有不同的解释与理解。《现代汉语词典》中对“激励”一词的定义是：“激发鼓励；激励将士。”在心理学上，“激励”是指一种心理活动，指的是持续激发人的动机的心理过程，通过激励，在某种内部或外部刺激的影响下，使人始终维持在一个兴奋状态中。在行为科学中，激励是激发、鼓励的意思。将“激励”这一概念用于管理，就是通常所说的调动人的积极性的问题，就是组织通过设计适当的外部奖酬形式和工作环境，以一定的行为规范和惩罚性措施，借助信息沟通，来激发、引导、保持和归化组织成员的行为，以有效的实现组织及其成员个人目标的系统活动。一个有效的激励手段必然是符合人的心理和行为活动的客观规律的；反之，不符合人类心理活动客观规律的激励措施就不会达到调动人的积极性的目的。

不同学科、不同角度对激励的理解，都有其各自成立的依据。它们的共同之处是针对被激励对象的心理、动机和行为特征，通过一定的方式和手段，改变或强化其行为，最终

实现组织的目标。激励是企业管理的一项重要职能与工作。在现今的企业管理中，可以这样来理解激励：激励不仅仅是一种管理手段，而首先是一种制度。良好的制度本身就是一种良好的导向。激励是要激发特定主体的动力，使特定主体产生内在动机，朝着所期望的目标前进的活动过程。它含有激发动机、鼓励行为、形成动力的意义。

工作绩效的高低与激励水平之间的关系可以用下式表示：

绩效 =f（能力，激励）

根据这个公式，两个能力相仿的人，他们绩效的高低将取决于所受到的激励水平。激励的水平高，完成目标的努力程度和满意感也强，所取得的工作效率也高；反之，激励水平低，缺乏完成组织目标的动机，工作效率也就低。

2. 激励理论

激励理论始终伴随着管理学的发展而发展，综观种种激励理论，可以将它们归为三大类：内容型激励理论、过程型激励理论和行为改造型激励理论。

（1）内容型激励理论

内容型激励理论，主要研究激发动机的因素，注重对激励的原因与起激励作用的因素的具体内容进行研究，具有一定的静态性。由于这类理论所研究的内容都围绕需要这一核心要素，故又把它称为需要理论。这类理论主要有马斯洛需求层次论、赫茨伯格的双因素理论、奥德弗的 E.R.G 理论和麦克利兰的成就需要理论等。

1）马斯洛需求层次论。1943 年，美国著名的心理学家马斯洛在其《人类动机理论》一书中提出了“需要层次”的重要概念，他从人的内在本能和需求属性及其发展过程中进行探索，为研究激励理论奠定了坚实的基础。马斯洛认为，人的需求按照其重要性和发生的先后顺序，可以依次排列为生理需求、安全需求、社交需求、尊重需求和自我实现需求五个层次。

生理需求，包括维持生活所必需的各种物质需要，是个人生存的基本需求，如吃穿、住及休息等身体的需要。这类需求的级别最低，只有这些基本需求得到满足之后，才会出现另外的、更高级的需求。安全需求，主要针对身体安全和经济安全，以保障身心免受伤害，如不受盗窃和威胁，预防危险事故，职业有保障，有社会保险和退休基金等。社交需求，这是第三层次的需求，包括情感交往、归属、被接纳等需要。人们在获得了生理和安全的需要之后，便希望能够与人友善相处，在融洽的人际气氛中工作和生活。人们渴望友爱，渴望成为某一组织或团体的一员，需要友谊和群体的归属感，人际交往需要彼此同情互助和赞许。尊重需求，即寻求自信、自立、成就、知识、地位、受人赏识，受人认同和受人尊敬的需要。人们的尊重需求也体现为自尊的要求，一个人一旦不能够自尊，或长期不被人尊重，便会导致自卑，严重影响工作积极性。自我实现需求是最高层次的需求，是指通过自己的努力，实现自己对生活的期望，从而对生活和工作真正感到很有意义。当人的某一层次需求得到最低程度满足后，他就会追求高一层次需求的满足。如此逐级上升，成为推动人继续努力的内在动力。

2）赫茨伯格的双因素理论。激励保健因素理论是美国的行为科学家弗雷德里克·赫茨伯格提出来的，又称双因素理论。赫茨伯格认为满足人的需求有两类因素：激励因素和保健因素。他通过对美国匹兹堡地区 11 个工商业机构的 200 多名会计师和工程师的工作满意感实证研究中发现：工作成就、社会认可、工作性质、工作责任和职业发展等因素与积极、正面的情感联系在一起，由于这些因素都与工作内容有关，因而称为“激励因素”。赫茨伯格在调查中还发现，除了激励因素之外，还有一类因素，如企业的政策与管理、与上级的关系、薪酬及工作条件等，与工作的情景有关，往往引起人们的不满意和负面情绪，赫茨伯格称之为“保健因素”。赫茨伯格的双因素理论同马斯洛的需求层次论有相似之处。他提出的保健因素相当于马斯洛提出的生理需求、安全需求、感情需求等较低级的需要；激励因素则相当于受人尊敬的需求、自我实现的需求等较高级的需要。当然，他们的具体分析和解释是不同的。

3）奥德弗的 E.R.G. 理论。美国耶鲁大学的奥德弗对马斯洛的需要层次理论进行了修改和完善，修改后的马斯洛理论成为 E.R.G. 理论。奥德弗将人的需要分为生存需要、关系需要和成长需要三大类，并总结出“受挫倒退”的激励发展模式。生存需要指的是人全部的生理需要和物质需要，如衣、食、住行等各个方面。关系需要指在工作环境中对人与人之间的相互关系和交往的需要。成长需要是人要求得到提高和发展的内在欲望。E R.G. 理论是以下面三个观点为基础的：①某个层次的需要得到的满足越少，则这种需要就愈为人们所渴求。②较低层次需要满足得越充分，对较高层次的需要往往就会越强烈。③较高层次的需要满足得越少，则对较低层次需要的渴求也就越多。一般认为，E.R.G. 理论很好地补充了马斯洛的需求层次论的不足，且更符合实际。有人认为，它提供了更为实用的激励方法。

4）麦克利兰的成就需要理论。美国心理学家大卫·麦克利兰对马斯洛“自我实现”有无充分根据表示出怀疑，他认为人的需要都不是生理性的，而是社会性的，很难从单个人的角度归纳共同的、与生俱来的心理需要。时代不同，社会不同，文化背景不同，人的需要当然不同。麦克利兰用投影法来测定人们成就激励的强度，即向被测试者出示非结构性的刺激来引起人们各种不同类型的反应。麦克利兰经过几十年的研究认为，成就需要具有挑战性，引发人的快感，增加奋斗精神，对行为起主要影响作用。成就需要理论的主要内容为人们在生理需要得到满足以后，还有三种基本的激励需要，即：对权力的需要、对归属的需要和对成就的需要。权力需要的本质是渴望控制其环境中的各种资源，具有较高权力欲的人，对施加影响和控制表现出很大的兴趣；归属需要即建立友好的、亲密的人际关系的欲望，具有这方面需要的人，通常从友爱、情谊、人与人之间的社会交往中得到欢乐和满足，并总是设法避免因被某个组织或社会团体拒之门外而带来的痛苦；有成就需要的人对胜利和成功有强烈的要求，同样也担心失败，他们乐意、甚至热衷于接受挑战，往往为自己树立有一定难度而又不是高不可攀的目标。

（2）过程型激励理论

过程型激励理论注重研究从行为动机的产生到行为的发生、发展、变化这一过程中的人的心理活动规律，阐明如何通过心理激励使人的行为积极性维持在一个较高的水平上。这类理论主要有期望理论、公平理论和目标设置理论等。

1）期望理论。期望理论最早是由美国心理学家弗隆在其《工作与激发》一书中首先提出来的。它是通过考察人们的努力行为与其所获得的最终奖酬之间的因果关系，来说明激励过程并以选择合适的行为达到最终的奖酬目标的理论。这种理论认为，当人们有需要，又有达到目标的可能时，其积极性才会最高。用公式表示如下：

激励水平的高低 = 效价 × 期望值

由于各种人对某一目标的效价和期望值不尽相同，因此效价和期望值之间就可能有各种不同的组合形式，并由此产生不同的激励力量。一般来说，目标效价和期望值都很高时，才会有较高的激励力量；只要效价和期望值中有一项不高，则目标的激励力量就不大。

2）公平理论。公平理论是由美国心理学家亚当斯提出来的。该理论的基本要点是人的工作积极性不仅与个人实际报酬多少有关，而且与人们对报酬的分配是否感到公平更为密切。亚当斯认为，激励中的一个重要因素是个人对报酬结构是否觉得公平。人们会将自己所投入工作的技能、时间及精力（投入），与所获得金钱及精神上的报酬（产出）相比较，得到一个比率，再将此比率与其他人或自己过去之比率进行比较，如果比率相等，人们会感到很满意并保持现状，如果比率不相等，人们则会产生认知失调的现象，此时人们便会有很强的动机来减少或降低这种不公平的认知。因此，从某种意义上来讲，动机的激发过程实际上是人与人进行比较，作出公平与否的判断，并据以指导行为的过程。

3）目标设置理论。美国管理学家休斯和心理学教授洛克于 20 世纪 60 年代提出“目标设置理论”，他们指出外来的刺激（奖励、沟通、监督的压力等）都是通过目标来影响动机的，并且目标越明确，目标难度越大，取得的成绩就越大。目标设置理论还指出，如果员工对组织的发展目标不甚了解，对自己的职责不清，没有明确的工作目标，必将大大降低目标对员工的激励力量。这里的目标设置应具有 SMART 原则，即目标的具体性、可测量性、可实现性、可行性和时效性。

（3）行为改造型激励理论

行为改造型激励理论是从分析外部环境入手，着重研究如何转化和改造人的消极行为以及如何巩固和发展人的积极行为，这类理论主要有强化理论和挫折理论。

1）强化理论。强化理论是美国的心理学家和行为科学家斯金纳提出的一种理论。强化理论也被称之为刺激理论或诱导条件理论，它所体现的是一种工作绩效与奖励之间的客观联系，得到奖励的行为倾向于重复，得不到奖励的行为不予重复。同时，反馈可以同样扮演强化的角色，虽然反馈可能既非奖赏也非惩罚，但反馈本身就是一种激励，它在塑造人的行为上起着重要作用。根据强化的性质和目的可以把强化分为正强化和负强化。在管理上，正强化就是奖励那些组织上需要的行为，从而加强这种行为；负强化就是惩罚那些与组织不相容的行为，从而削弱这种行为。正强化的方法包括奖金、对成绩的认可、表扬、改善工作环境和人际关系、提升、安排担任挑战性的工作、给予学习和成长的机会等。负强化的方法包括批评、处分、降级等，有时不给予奖励或少给奖励也是一种负强化。

2）挫折理论。挫折是指人类个体在从事有目的的活动过程中，指向目标的行为受到障碍或干扰，致使其动机不能实现，需要无法满足时所产生的紧张状态和情绪反应。挫折理论主要揭示人的动机行为受阻而未能满足需要时的心理状态，并由此而导致的行为表现，力求采取措施将消极性行为转化为积极性、建设性行为。挫折对人的影响具有两面性：一方面，挫折可增加个体的心理承受能力，使人猛醒，汲取教训，改变目标或策略，从逆境中重新奋起；另一方面，挫折也可使人们处于不良的心理状态中，出现负向情绪反应，并采取消极的防卫方式来对付挫折情境，从而导致不安全的行为反应。

（二）财务预算与激励

在企业实施财务预算管理的同时，制定一套科学合理的激励制度是确保企业财务预算管理系统长期有效运行的一个重要条件。明确的激励制度，可以让企业各级预算执行者在预算执行之前就明确其业绩与奖励之间的密切关系，使个体目标与企业预算的整体目标紧密地结合在一起，达到目标上的一致性，从而使得人们自觉地调整约束自己的行为，激励他们努力地工作，提高工作效率，全面完成企业的预算目标。

我国企业对于预算，往往是注重事前的预算编制、预算分解到部门等工作，而对于预算的考评，尤其是激励往往不够重视。从众多调查结果中可以看到，预算调整对于员工的积极性并没有明显的影响，这正是预算激励作用未能充分发挥的一种表现。因为建立既有先进性又可以通过一定程度的努力实现的预算指标，一方面可以形成一种精神动力；另一方面鼓励实现目标的奖励制度又将形成一种物质动力。这将激发员工提高自己的能力，充分发挥自己的潜能，从而从整体上提高企业的生产效率，这就是预算应有的激励作用。然而预算的这种积极作用现在却并没有得到发挥。这至少可以说明两个方面的问题：一是预算指标的制定在科学性、合理性方面仍需改进；二是预算执行的奖惩不够明确或预算的约束不足，员工对于自己的行为与指标的关系、对于完成指标与获得奖励的认识不明确。

激励是企业实现预算目标的有效手段，应重视激励的作用。实践证明，通过激励可以把有才能的、企业所需要的人才吸引过来，并长期为该企业工作。例如美国国际商用机器公司（IBM 公司）就使用很多有效激励新招：它给职工提供养老金，集体人寿保险和优厚的医疗待遇；给工人们办了每年只交 3 美元会费就能享受带家属到乡村俱乐部疗养的待遇；减免那些愿意重返学校学习知识和技能职工的学费等。这也是为什么 IBM 公司能从起初一个默默无闻的小厂发展成现在拥有雄厚资金实力的跨国集团公司。这是激励促使全体职工为了实现企业目标的创造结果。另外，通过激励可以使已经就职的职工最充分地发挥其技术和才能，变消极为积极，从而保持工作的有效性和高效率。

人类社会进入知识经济时代，人在财富创造过程中的作用日益明显。在企业财务预算管理工作中，应当始终重视人的作用。人是预算的制定者、预算信息的利用者、预算的执行者、预算执行情况的考评对象，也是预算工作的主体，是预算工作好坏的决定性因素。因此，预算工作应以人为本，对人给予充分的激励与约束。离开了对人的关注，企业的预算管理工作就无法搞好。而目前在我国，考评与激励措施落实不到位，使得激励不足或激励不到位已经成了影响企业预算目标无法很好实现的重要原因。在企业预算管理过程中，如果激励制度不完善，考评后没有配套的奖惩措施，缺乏应有的激励机制，往往会使考评工作流于表面形式，各项预算指标丧失约束作用，甚至会使整个预算工作失去应有的功效。

（三）财务预算激励的范围和主体

在很大程度上，激励和约束是一个相辅相成的统一体，即激励中有约束，约束中有激励。约束本身就是一种负激励，因此，在讨论激励的问题中，已经包含了对约束的讨论。在实行财务预算管理的企业组织中，需要实施激励的范围很广，既包括对集体的激励，如各个责任中心、各个部门等，也包括对个人的激励，如企业高级管理人员、普通的员工等。在预算激励体系中，对于各类责任中心和普通员工来说，激励的主体是企业的预算管理委员会和各级预算管理部门，而对于高级经理人的激励，激励的主体则是企业的所有者。

二、对经理人的激励与约束

在实施财务预算管理的企业中，激励与约束的对象包括两个方面：一是对个人的激励，即针对各种岗位人员，分别给予不同的激励与约束，这里的个人既包括高级经理人，也包括普通员工；二是对集体的激励，即对各个责任中心的激励。两者的共同之处在于，就是对于期初所设定的预算目标，在期末考评中到底实现到什么程度，并与奖惩挂钩，两者均能起到奖勤罚懒的作用。本节先讨论对高层经理人的激励与约束问题。

根据美国经济学家埃巴的观点，激励机制一般应当实现 4 个基本目标：使经理人和股东的利益一致起来，让经理人按照股东财富最大化的原则选择战略和制定经营决策；对经理人的奖励具有足够大的可变性，以鼓励他们对工作投入更多的时间、承担风险、作出决策；能够限制离职风险，这种风险表现为，有价值的经理人被更好的就业机会吸引而走，特别是本行业处于下降和衰退时期；使股东成本保持在一个合理的水平之下。但是上述 4 点之间要想取得平衡却是一件很难的事情。

针对企业高级经理人员的需求层次和种类，以及当前我国的实际情况，在企业推行财务预算管理中，对经理人的激励方式主要以物质激励方式为主，如年薪制股票期权、职位消费等。

（一）年薪制

年薪制将企业经理人的经济利益同普通员工利益分离开来，直接与企业经营业绩挂钩，以实现对经理人的激励。在十多年的试点工作中，年薪制在激发企业代理人的积极性、促进企业发展方面起到了巨大的推动作用。

1. 年薪制符合大多数经理人的期望

中国企业家调查系统曾对全国近 3600 家企业（其中近三成为国有企业）经理人进行调查，统计数据表明：对于“对企业经理人最起作用的激励因素”，75.8% 的受访国企经理人选择“与业绩挂钩的高收入”，排第，居然高出第二位“较高的社会地位”45 个百分点，更高出股票期权 57 个百分点。关于“收入形式”，包括非国有企业在内的受访经理人中，满足于“月薪 + 奖金”的仅有 12%，期望“期权”的有 17%，期望“股息 + 红利”的有近两成，而期望“年薪”的，则超过了一半。通过这次调查，可以发现大多数的企业经理人还是期望与自己业绩挂钩的年薪制的。

2. 年薪制较好地体现了经理人的人力资源价值

在市场经济条件下，职业经理人作为一种稀缺的社会资源，其人力资源的价值与企业普通员工有着较大的区别。经理人要对企业的兴衰付出更为复杂的劳动，承担更大的风险，其所获得的报酬应与其劳动价值一致。然而，受传统计划经济工资制度的影响，我国企业经理人的收入普遍偏低。影响我国企业经理人积极性发挥的主要原因就是激励不足，经理人的劳动价值得不到合理体现已成为企业发展的重要障碍。而年薪制实现了经理人与普通员工收入的分离，将其直接与企业经济效益联系起来，赋予经理人企业剩余索取权，科学地体现了市场经济下经理人人力资本在企业经济增长与财富创造中的主导作用。

目前，我国年薪制试行中也出现了各种各样的问题，暴露了一些缺点：年薪报酬结构单一，缺乏长期的激励作用。年薪制将一个预算期（年度）作为考核期，有可能导致经理人更多关注本预算期的经营业绩而忽视影响企业长期发展的因素，甚至可能导致为了眼前利益而牺牲长远利益；薪酬结构两极分化。在试点工作中存在着一个普遍的倾向，即在薪酬结构中，基薪比重过大，有的占到了一半以上，使年薪制变成了“铁工资”，失去了风险激励的作用。在个别地区还存在着盲目强调激励作用、风险收入比例过高的现象，这使经理人的基本生活缺乏应有的保障，感觉风险压力太大，从而对年薪制缺乏信心。经理人自身存在一定的畏难情绪，这也是造成年薪制推广步履维艰的一个重要原因。

（二）股票期权

股票期权，是由企业所有者向经营者（经理人）提供激励的一种报酬制度，企业根据股票期权计划的规定，给予经理人员在某一规定的期限内（通常为 5~10 年内），按约定的价格（认股价或行权价）购买本企业一定数量股票的权利（一般在 10 万元以上）。这种权利经理人不能转让，但所购股票可以在市场上出售。这样，经理人就可以获得当日股票市场价格和行权价格之间的差价收入。如果在该奖励规定的期限到期之前，经理人员就离开企业或者不能达到约定的业绩指标，那么这些奖励股份将被收回。这样就可以把企业经理人的个人利益与企业的经营业绩联系在一起，起到对经理人激励的作用，以提高经理人的努力经营程度，延长其为企业服务的年限，从而推动企业的发展。

1. 股票期权激励制度的优点

（1）股票期权具有激励与约束并重的功能。一方面，股票期权使那些优秀的经理人员能更具战略眼光地为企业长远发展考虑。这是因为，在委托人赋予代理人一部分股票期权后，实际上是将企业的部分所有权或剩余索取权让渡给了代理人。这样，委托人与代理人两者的收益都同企业长远兴衰呈绝对正相关关系，这有利于激发代理人的内在奋斗精神，追求企业长远发展。另一方面，股票期权也存在较强的约束作用。因为高层经理人员在接受企业的股票期权时，实际上也承担了一定的风险，因为在等待兑现所持有的股票期权期间，这部分薪酬很可能因为种种原因而得不到实际的兑现。这种方式无疑“抓紧”了经理人，对经理人起到了很强的约束作用，限制他们的短期行为。正因为如此经理股票期权已在许多国家，尤其是西方发达国家的大型公司中得到普遍实施。

（2）股票期权有利于企业降低人力资源成本，吸引和留住优秀人才。以股票期权作为薪酬主要部分的企业，不需要为经理人员立刻支付巨额的工资与奖金，这样企业在执行过程中没有现金流出，还可减轻企业现金压力，从而降低了企业的人力资源成本，对企业生产经营极为有利。同时，股票期权可以使企业和经理人获得更多的好处，经理人拥有公司的股票，可以分享公司的成长收益，这样也有利于企业吸引优秀的经理人到企业来工作。实施股票期权后，经理人与企业的所有者成为同路人，同舟必然共济，经理人在拥有成为百万富翁可能的同时，也带上了企业的“金手铐”，盲目的流动少了，就能更好地全心全意为企业服务。

（3）股票期权使委托人与代理人的目标达到最大限度的一致。委托人的目标是企业价值最大化或财富最大化，但代理人的目标却不一定是企业价值最大化，其背离委托人目标的主要表现为“道德风险”与“逆风选择”。防止代理人背离的方法，无外乎监督和激励。由于在委托人与代理人之间存在诸多信息不对称，委托人要全面监督代理人的行为，这是不可能的，而激励的方式则简单、易行、有效。企业通过授予代理人一定数量的股票期权，让代理人拥有在未来某个时期分享企业利润的权利，这样就把代理人的利益和委托人的利益捆在了一起，使代理人个人效用最大化的目标与委托人财富最大化的目标相一致。

2. 股票期权激励制度也存在着一定的负面效应

（1）股票期权制度可能诱使代理人伪造经营业绩。很多企业的经理人手中掌握着数额巨大的股票期权，他们由于成功而拿到的报酬跟股票价格的高低直接相关。如果单纯依靠努力扩大销量、削减成本等正常经营手段来慢慢提高股价显然太慢，于是代理人为了获得巨额的期权收益，可能制造虚假财务信息，其目的就是为了获得巨额的股票期权收益。

（2）股票期权制度会扩大企业经理人员和普通员工之间的收入差距，激化企业内部矛盾。由于企业一般只对高级经理人员进行股票期权激励，因而股票期权可能扩大高级经理人员与普通员工的收入差距，这样会打击一般员工的积极性，激化企业内部矛盾，影响企业的稳定。

（3）股票期权制度可能助长企业经理人的投机心理。股票期权是根据企业业绩指标来认定经理人的获利机会的，而不管业绩来自于经理人的努力，还是来自于股票市场，或者是来自企业的整体发展。对于上市公司来说，这可能会产生不公平的结果，因为影响企业股价的因素除了经理人的努力程度以外，还包括经济环境的变化、宏观经济政策、行业的发展状况以及整个股市的走势等因素。因此，经理人的收益与他本身的努力程度不成比例，这在很大程度上会助长代理人的投机心理，这无疑也削弱了股票期权的激励功能。

被称作高级经理人员“金手铐”的股票期权制度，在我国的推广中却并不顺畅。这是因为目前在我国股票期权的股票来源不好解决、资本市场发育不完善、公司治理结构不完善、相关税收法规不明确等因素造成的。但是，股票期权制度的确是一种很好的激励企业高级经理人员的方式。

（三）职位消费

职位消费是指经理人员在企业里因占据特定的职位，凭借企业制度规定和职权支配能力，自身享有并由企业负担的种种公开或隐秘的消费特权和额外福利。如经理人的办公费（办公室豪华专修、高档办公用品、电话费等）、交通费（高档专用汽车、油耗等）、招待费（公款宴请、公关、联谊等）、培训费（学习、参观考察等）、信息费（为获得各种信息如参加订货会、信息发布会等所耗费用等）以及公费度假和经理人以公干名义进行的其他消费。

职位消费对于企业的经理人能起到一定的激励作用。对于企业经营者而言，职位消费至少有三方面的作用：（1）职位消费是社会地位的象征。职位消费可以满足经营者的自尊心，显示他们的社会地位，激励他们的成就感。（2）职位消费对于经营者而言是一种变相、隐性的收入，是一种特殊的岗位津贴。（3）有些职位消费可以享受全部或部分免税，这对提高企业经营者的生活福利水平具有重要的意义。在我国，职位消费对企业经营者的激励作用较大。

职位消费的特点一部分是纯粹为企业业务或经理人的工作所需要的，另一部分则难以界定究竟是为公还是为经理人个人需要的。职位消费的标准往往是经理人表明自己身份的一种象征，并且它也给经理人实际带来许多直接的物质收益，因此它对经营者具有重要的激励作用，是整个经营者薪酬体系中不可缺少的部分。

在预算管理中，企业通过规定一些优厚的职位消费制度，可以起到激励经理人员的目的，促使他们努力工作。由于职位消费对正常报酬机制具有较强的替代作用，即当经理人正常收入水平较低、不足以实现自身人力资本价值的时候，就可能利用控制权去谋求合法报酬之外的收入以实现对自身人力资本的补偿。在这种情况下，正常的报酬激励机制明显弱化，最终可能导致对体制的破坏。因此，对于经理人的职位消费，也必须进行合理规范并严格控制，进行有效的约束，以防职位消费失控，危害到企业的利益。

在实施预算管理的企业，对高级经理人员的激励，除了上述提到的年薪制、股票期权制度和职位消费这几种物质激励方法以外，还有其他非物质激励的方法，企业也可以配合使用。较常用的非物质激励方法有名誉奖励，名誉奖励主要是对企业的高层经理人员进行评优、评先进评选劳模等评奖活动；个人声誉，在管理学看来，经理人追求良好的声誉，是其自尊和自我实现的需要。良好的职业声誉会增加经理人在市场上讨价还价的能力，从而对经理人具有激励作用；事业成就，任何人都有成就需要，经理人乐于在一种有挑战意味的工作中寻求成功，这也是自我实现的需要。为经理人设置具有挑战性的工作目标，并将这一目标的实现与较高的报酬相对应，对企业经理人具有较大的激励作用。

对于经理人的激励，通常不是采用某种单一的激励方式，可以同时使用两种或更多的激励方式，相互配合使用，以达到真正激励经理人的目的，让他们为完成企业的预算目标而努力工作。

第三章　医院财务预算编制

实施医院预算的重要意义在于提高了医院预算编制的透明度，使医院预算编制更加完整、统一，强化预算的约束力；提高医院预算编制的思路，不断改进医院预算的编制方法和方式，细化项目预算内容，强化对预算编制、执行的监督，完善预算考评机制。本章主要讲述了医院财务预算编制。

第一节　医院收入预测

根据医院总收入预算中确定的任务层层分解，包括财政补助收入、上级补助收入、医疗收入、药品收入、其他收入，由各个部门以及个人参照制定的定额补助和专项补助数编列、实行“定额补助”办法的医院，按照财政部门确定的补助项目，根据事业发展计划和财力逐项计算编制。收入预算包括门诊收入预算和住院收入预算两大部分：门诊收入以计划门诊人次和计划平均收费水平计算，有收费标准的收入项目根据门诊业务量按标准计算，没有明确收费标准的项目根据上年收入完成情况，结合本年度相关因素编制，也可以全年计划门急诊人次为基础，按每一门诊人次计划收费水平计算编制（不含药费）。床位收入以计划病床占用日数和计划平均收费水平计算，检查化验收入按病人检查人次乘以平均收费规定标准，其他没有明确收费项目的，根据上年度收入完成情况，结合本年度相关因素编制，也可以全年计划病床占用床日数为基础，按每一个床日计划收费水平（不含药费）计算编制。药品收入以上年度每门诊人次和每占用床日药费的实际收入水平为基础结合预算年度业务量预计变动数计算编列：门诊药品收入 = 计划每门诊人次平均药品收费水平 × 计划门诊人次；住院药品收入 = 计划每床日药品收费水平 × 计划病床占用日。其他收入则根据具体收入项目的不同内容和有关业务计划分别采用不同的计算方法，逐项计算后汇总编制，也可以参照以前年度此项收入的实际完成情况，合理测算出计划年度影响此项目收入增减因素和影响程度后，预计填列。

就收入的分类而言，目前常采用的有两种分类方法。

其一，把收入分为毛收入和净收入，这里的毛收入是指患者或代理方购买的所有产品或服务按照“记录或公布的价格”所得的金额，即不扣除任何准许的折扣。而所谓的净收入，指的是从毛收入总额中减掉折扣后的余额。换言之，净收入是医院能够从一项服务中得到的现金的最大值。

其二，把收入分为业务收入、非业务收入，这里的业务收入是医院从所提供的医疗服务中获取的，而非业务收入代表医院与医护服务无关的所有活动中获取的收入，如利息、租金、资产交易所得等。一般情况下，非业务收入列于业务收入的下方，并且只显示减去相关的非经营费用（如支付给中介或经纪人的佣金等）之后的净值。

值得注意的是，毛收入预算必须明确常常是无法回避得了的折扣与坏账这样两类扣除项目。就折扣项目来说，主要是合同性折扣、优惠性折扣、慈善折扣和免费工作，最常见的合同性折扣，主要是商业保险、企事业单位的医保、新农合的医疗补助等产生的超支分摊额。至于坏账准备也分毛坏账准备与净坏账准备，净坏账准备一般指应收账款被认定无法收回时所定义的坏账。综观时下各医院经常使用的毛收入扣除率，大都控制在17%左右。而部门在编制初步收入预算时，经常采用的两个基本数据来源是业务量预测；每产出单位劳务的定价标准。

而从医院收入的核心部分来看，不外乎门急诊直接收入和辅助收入、住院部常规收入和辅助收入。在预测每单位诊疗服务平均收入的时候，应考虑到平均收入可能受提供的诊疗服务、病例结构（按病情严重程度）或技术变化的影响。假如经历上述任何一类变化，那就应该把信息分解为足够详尽的细节来确定其变化所带来的影响。例如某一步骤经历了与部门其他部分不同的价格增长，那这些步骤就应单独分开，且独立于其他部门来定价，然后将两项数额经过合并获得部门总收入。通常情况下，住院病人和门诊病人单位诊疗服务的平均收入常常是不同的。这是因为这两个领域所提供的诊疗服务种类和强度也是常常不同，故必须将住院病人和门急诊病人两领域各自分开预测。

搞好医院收入预算和编制，还需掌握这几方面的信息。

1. 收入预算的基础

为了使收入预算具体化，需做好如下分析总结。

（1）分析医院的诊疗服务（产品）市场。

（2）分析诊疗服务（产品）市场的需求特征。

（3）分析诊疗服务（产品）市场的供给特征。

（4）确定医院每一次服务（产品）或服务（产品）集合合理预期能够取得的市场份额。

（5）根据事先分析确定的服务（产品）销售量和价格编制收入或销售预算。

2. 与战略收入预算的关系

短期预算的起点作为医院战略计划过程的一部分，可以是对市场、市场份额和产生的收入的预测。不过，因获得新信息而需修订战略指标，故制定未来预算期间的计划需要进行更详细的分析。

在医院一些服务领域（病区或科室），短期预算目标会比战略计划中设想的更高。在其他服务领域（病区或科室）中，进展速度可能会比较慢。一些部门会受到新情况的影响，如新的医改政策措施出台，或新的诊疗技术的推出与引进，以及新的药品入市，均需要医院各层级（病区或科室）改进服务设施，或研发新的服务或产品。

3. 业务量预

由医院目标和业务量目标、经营计划与组织（机构）计划构成。

（1）说明如何满足已定的医院战略目标与业务量目标的要求，强调关键目标，讨论依据现有资源是否需开拓新的服务领域。

（2）经营计划是针对所有患者和竞争者的关键任务与举措计划，特别需要注意价格、利润和优惠（折扣计划）服务，营销宣传目标，服务质量控制和服务目标，与上游供应商的关系，应对竞争的计划等。

（3）组织计划，研究并讨论所有计划内的组织变化和与之相关的成本增减、培训计划等。

第二节　医院成本费用预算

在市场经济条件下，由于价值规律和竞争机制的作用，医院服务（产品）的价格不断地随着供求关系上下波动，这种波动有时是小幅度的，而有时是剧烈的，因而它对医院效益的影响巨大而难以把握，这是个体医院自身无法左右的客观事实和市场因素。一般而言，市场价格对个体医院来说具有不可控性，为了减少风险，提高获利能力，医院唯有通过加强成本管理来提高自身的竞争优势。而对个体医院来说，相对于产品价格的市场主导性，产品（服务）成本具有医院主导性，即产品（服务）成本主要是由医院自身的设备、工艺水平、管理水平、人员素质等相对来说可以由医院自身控制的因素来决定的。正是基于这一思想，才提出了以目标成本为起点的预算管理模式。

该模式的基本思想是根据医院诊疗服务成本的历史资料和诊疗服务技术水平的变化情况，结合国内外同行的先进水平或平均水平，并分析预测预算期内患者需求的变化情况以及诊疗服务产品的主要材料价格、人工价格、服务成本等因素的变化趋势，以增强医院竞争能力为核心，充分挖掘医院潜力，运用标杆法、作业分析等科学的管理方法，经反复测算确定合理、先进、效益最佳的目标成本。该目标成本应该是医院在预算期能达到的最优成本水平。

上述方法确定的目标成本是有别于根据目标利润"倒算出来"的传统目标成本。传统目标成本是根据事先制定的目标利润，结合市场上服务产品的售价来确定的，即根据目标利润和市场接受的价格倒算出来的，计算公式为目标成本 = 销售收入 – 目标利润。也就是说，两种方法计算出来的成本目标的依据和意义是不相同的，具体来说表现如下。

目标成本强调从战略的高度根据医院内外部环境的变化对成本实施管理，要求医院采取积极主动的态度，这不仅是一个技术问题，更重要的是一个观念及管理方面的问题。这里，成本控制是"因"，效益增加是"果"。因而以这种方法确定的目标成本为起点的预算管理模式，就成为一种独立的预算管理模式。它有助于充分挖掘医院内部潜力，避免短期经营行为，寻找到最优的成本水平，从而增强医院的竞争能力。而传统目标成本是目标利润确定在先，倒推出目标成本在后，因而目标利润是“因”，目标成本是“果”，由此编制的目标成本预算只能是目标利润预算的一个组成部分。

一、目标成本预算编制的难点

成本项目构成上的复杂性：医院服务项目和病种类型的多样化使医疗成本构成也呈复杂多样性。比如有大到价格上千万元的大型医疗仪器设备的折旧费，也有小到一片纱布棉球的消毒成本；有价值仅数百元，而使用年限可达数十年的小型医疗机械的成本，也有价值数十万元，却是一次性消耗的高值材料成本等。

医疗成本的多变性：由于新型医疗仪器设备的不断更新，医疗新技术、新业务的不断开展，使医院成本的品种规则更繁杂，供应渠道更广泛，增强了医疗成本的变动性和不确定性。如药品费用种类中，除了现有的西药、中药、自制制剂，目前有的医院还可自行研制和生产一些经国家允许的放射性药品。随着医疗技术的发展，这类问题可能还会出现更多。

二、目标成本预算编制程序和方法

以目标成本为起点的预算模式是适应现代医院竞争的需要而对医院预算编制起点问题的完善，它以建立医院的成本优势为出发点。其程序如下。

（1）外部环境分析。通过患者调查，收集患者需求变化信息；应用标杆法，分析标杆企业的各种相关数据的最佳水平；预测成本项目的价格趋势等。

（2）内部相关数据资料的收集分析。对内部数据资料主要进行作业分析。作业分析在预算管理中的根本意义，在于便捷确定各项业务的可控性及其协调关系。通过作业分析，尤其是增值作业和不增值作业的区分，可以了解作业存在的必要性，通过对流程的优化，增强对业务的可控程度，从根本上有效地进行成本管理，达到增强医院竞争力的目的。

（3）依据医院内外部环境的分析，设定目标成本，并以此为依据进行资源分配，形成预算草案。

（4）分解、平衡目标成本，形成最终预算。

第三节　医院资本支出预算

一、资产以及运营资本预算编制

资产预算编制的目的，是为了实现医院经营目标并确保：

（1）所有的资产，不管是流动资产还是固定资产，都包括在医院在用资本预算中；

（2）折旧费用记入经营费用预算；

（3）当年预算中包括预算期间或更早期间根据资本支出程序批准购买或将陆续购买的资产；

（4）当新医疗器械（设备）投放医院后，相关收入和成本要纳入预算；

（5）确认相关维护和修理成本并纳入经营和费用预算；

（6）预算成本包括重置、改造或更新费用。

营运资本预算的编制，则是在出现以下情况时：

（1）对现有政策和实际操作情况的考察，如对应收账款的信贷额度，其现有比率所显示的平均数太长，造成营运资本需求量显著增加；

（2）营运资本每个组成部分和相关比率的现有可获得水平；

（3）对营运资本和现金流量的详细分析，通常以月份为时间单位。出于这些联系对各种营运资本因素的决定性效应，一些变动可能直到几个月过去后才能够完全计算出来。很明显，这些效应必须在预算期间进行分析，但较理想的是将分析扩展到以后的预算期间，直到完全得到结果。否则，一些棘手的问题会遗留到下一期间。

编制营运资本预算报告的决定因素应收账款、存货、现金和流动负债，确定营运资本水平的时候，需要在收入与支出之间以及营运资本各因素之间找到各环节的联系，这些联系包括：

（1）因药品和器械采购业务产生的应付账款，应考虑从供应商那里得到的信贷额度以及实际的应付账款期限；

（2）因住院或其他诊疗服务业务产生的应收账款，应考虑提供给患者的信贷额度和应收账款的实际期限；

（3）一般来说，所有的存货（药品）预算都会受到所采用的会计政策的影响；

（4）对未来应收和应付项目的阶段性支付。

两类预算所要考虑的因素，还包括固定资产折旧、新资产带来的收入、新资产的折旧、维护成本、修理和检验成本、重置、改造或更新、资金成本和价值，基金职能、风险管理、营运成本表、净营运资本（内含流动资产：现金、存货、应收账款；流动负债；应付账款，费用性负债、长期借款中的到期款项）、资产负债表、营运资本和现金余额的连锁效应、营运资本的获利能力等。

这两种预算的编制原则、内容、方法和程序、要求，和部门分预算与医院总预算作业流程大致相同，不再详列。

二、医院存货预算的编制

医院存货是专指运营过程主要是医疗服务过程中用以销售或耗用而储备的药品及卫生物资材料，它在医院流动资产中占有较大的比重。包括各种用于诊疗服务的卫生原材料、辅料、包装物、低值易耗品、药品、药剂等。因此，一般来说，医院存货预算应该包括药品药剂和卫生原辅料、原材料库存预算，也包括除药品、药剂和卫生原材料、辅料之外的其他各种存货的预算。我们这里所描述的医院存货预算，专指期末药品、药剂和卫生材料成品存货预算。

如前所述，置身于同业多元化业态和同业竞争加剧的医改深化背景下，医院面对的医疗服务需求与医疗服务供给的瞬息万变的市场供需矛盾的严峻挑战，运营过程中存在许多的不确定而又敏感性强的因素和突发事件，医院诊疗服务的需求和诊疗服务供给不可能做到“同步同量”，需要设置应急的存货，以确保在出现意外需求时，能按患者诊疗服务的需求快速供货。

（一）存货预算管理

就目前医院运营内外环境和同业竞争加剧的背景下，实施医院库存药品、制剂和医用耗材等的预算管理，有这么几方面的现实意义与深远的历史意义。

（1）可以把存货和存货占用资金额控制在预计规划目标的恰当范围内。

（2）可以降低或者节省由于存货过多而引起的仓储费用的增加。

（3）可以加快存货周转速度，减少存货受损、过期或变质的风险。

（4）可以及时为患者提供优质高效的合格药品、药剂，以及令人满意的诊疗服务效果。

（5）可以改善存货结构和充分发挥仓储空间优化配置的特有效应，改善仓储管理水平，进而促进医院营运效率与效益的提高。

医院通过存货预算管理，让组织保持科学、合理的存货量，既可以优化存货结构又可以使存货成本降至最低，还可以创造机会盘活更多流动资金，优化医院财务管理中的成本结构，促进医院流动资金占用能有效控制在理想的规划目标水平之内。假若无视存货预算管理的重要性，无视存货量超定额，不但会占用医院资金影响医院资金周转速度，而且医院还可能会为占用资金超量造成银行贷款利息压力过大，继而导致医院存货成本和运营成本上升与竞争力下降等。除此之外，超额量存货也会增大仓储保管维修费用，增加医院运营成本。

从另一角度而言，除上述直接的经济损失外，还有无形损失和有形损失。无形损失如存货超量超期会使存货落后于需求时点，丧失时效，催生出替代品推动现有存货退市，直接导致现有存货变现价值降低；还有因使用了过期的存货而导致病患出现不良反应的，会直接导致医院名誉受损；至于有形损失是指存货时间过长与保管不善，导致存货因变质、毁损或报废，而带来直接的经济损失。所以说，医院存货预算管理在医院预算管理中也应当是重要的一部分。

（二）医院存货预算编制的一般方法

医院存货预算应依据预算期前历史资料所反映的药品、药剂销售量，销售或出库频率，以及卫生原材料、辅料消耗情况，分别采取不同的编制方法，常用的有这么几种方法。

1. 库存宽裕度编制法

这种方法主要用于医院在能够根据历史资料按月设定各种药品、药剂的销售计划的情况下，可以对各种药品、药剂预算应保持多大程度的库存宽裕度进行衡量，并以此为依据确定库存方案与补库采购计划。但对于随季节性（如冬春季节、疾病多发季节）而变动的药品、药剂（如抗菌、消炎类感冒、发热、止咳类等），则要进一步权衡维持其合理存货的平均数值。一般来说，库存宽裕度的大小，是由医院特征、规模、所处地理位置、平常运营情况好坏及存货特性功能等决定的，这是因为需要综合考虑才能得出合理而又科学的预算，它要求预算人员的职业素质和专业判断分析能力来做保障的基础。具体交叉运用的有五种编制法。

（1）以每月应该提供的数量来确定，即按照某药品或药剂销售计划每两个月的移动平均数作为基数，减去每月月初库存量，即为实际每月应新购入的数量。

（2）以最高限度来确定，如某药品或药剂的库存量以不超过 3000 个单位为限。

（3）以最高限度和最低限度来确定，同上例一样，只不过是在规定最高限量的同时又规定了最低限量。

（4）以特定数量来确定，即按与历史销量的一定数量关系来确定。

（5）以盘存资产的周转率来确定，即根据历史情况了解某种存货的周转率，就可以用此来确定合理的库存，保证存货正常流转。

2. 库存总额编制法

这种方法主要应用于销售多种药品、药剂，药品、药剂销售收入或营业额变动幅度较大，不同药品、药剂之间营业额差异也较大的医院的存货预算。该方法主要根据库存药品或药剂与营业额之间应维持的基本关系，确定存货预算编制的基础。例如某种药品（或药剂）应维持每年 5 次或 6 次乃至更多次的资产周转率，编制这种产品的存货预算时，应把它们视为一个整体，以上述资产周转率作为存货预算编制的基础，据此测算出该类型各种存货的库存总额。药品（或药剂）库存预算要与该药品（或药剂）的营业额联系起来确定，并使用销售管理控制各种药品（或药剂）的库存量，以便整个库存与标准资产周转率保持一致。仓储管理者要定期检查各种存货，并要关注诊疗服务市场需求变化、同业竞争情况的态势变化、经济销售量的变化等，以便在控制预算执行时对其进行及时修正，从而保证销售过程和需求起伏变化过程的有效衔接。

概言之，由上可见存货预算的方法都不是统一的，往往需要定性和定量相结合，不断反复、综合、归纳，还需要预算人员的专业判断力和预测分析经验，这样才能确保一个科学、合理、较准确的存货预算诞生。

第四节　医院预测利润表

一、预计利润表原理

预计利润表是按照权责发生制编制的，这与现金预算的编制原则是不同的。另外，预计利润表是按照变动成本法编制的。其基本原理是（教材举例中假定管理费用和财务费用为固定的）：

销售收入 – 变动销售成本 – 销售税金及附加 =（生产阶段）边际贡献（生产阶段）边际贡献 – 变动性销售费用 =（销售阶段）边际贡献（销售阶段）边际贡献 – 固定制造费用 – 固定销售费用 – 管理费用 – 财务费用 = 利润总额

利润总额 – 所得税 = 净利润

二、利润表编制依据

利润表的编制主要依据会计的收入实现原则和收入与费用配比原则计算企业在该会计期间的利润或亏损。由此可见，利润表是根据编制期间的损益类账户的本期发生额合计填列的。

利润表是反映企业在一定时期（如月份、季度、半年度、年度）经营成果的会计报表。该表反映企业在一定会计期间的所有收入（包括营业收入、投资收益、营业外收入等）与所有费用（包括营业成本、期间费用、营业外支出等）。

三、编制步骤

利润表，又称为损益表是指反映企业在一定会计期的经营成果及其分配情况的会计报表是一段时间内公司经营业绩的财务记录反映了这段时间的销售收入、销售成本、经营费用及税收状况，报表结果为公司实现的利润或形成的亏损。

1. 一步式利润表

在一步式损益表中，首先要将企业一定期间内的所有收入及所有费用、支出分别汇总两者相减而得出本期净利润或所得税后利润。

2. 多步式利润表

多步式损益表将损益表的内容作多项分类，从销售总额开始，多步式损益表分以下几步展示企业的经营成果及其影响因素。

第一步：反映销售净额即销售总额减销货退回与折让，以及销售税金后的余额。

第二步：反映销售毛利，即销售净额减销售成本后的余额。

第三步：反映销售利润，即销售毛利减销售费用、管理费用、财务费用等期间费用后的余额。

第四步：反映营业利润，即销售利润加上其他业务利润后的余额。

第五步：反映利润总额即营业利润加（减）投资净收益，营业外收支会计方法变更对前期损益的累积影响等项目后的余额。

第六步：反映所得税后利润，即利润总额减应计所得税（支出）后的余额。

一步式利润表和多步式利润表按不同的方法编制而成，它们基于不同的理由，各有优缺点。

一步式利润表比较简明，而且，由于这种格式对一切收入和费用、支出一视同仁，不分彼此先后，可避免使人误认为收入与费用的配比有先后顺序。

其缺点是一些有意义的中间性信息如销售毛利、营业利润、利润总额等均未直接反映，不利于不同企业或同一企业不同时期相应项目的比较。

多步式利润表对收入与费用、支出项目加以归类列示一些中间性的利润指标，分步反映本期净利的计算过程，可提供比一步式损益表更丰富的信息而且有助于不同企业或同一企业不同时期相应项目的比较分析。

但多步式损益表较难理解，而且容易使人产生收入与费用的配比有先后顺序的误解，对收入、费用、支出项目的归类、分步难免带有主观性。

第五节　医院预测资产负债表

一、编制资产负债表和现金流量表预算的目标

编制资产负债表和现金流量表预算的目的是分析医院绩效。

1. 编制现金流量表预算的目标和动机

（1）计算每天经营所需资金；

（2）计算投资收益，充分利用投资机会；

（3）确保医院现金的流动性，尤其是当医院有信用限制的时候；

（4）确保偿还所有债务契约。

2. 编制资产负债表预算主要的目标是计划资产、负债及所有者权益的比例，保证：

（1）使医院在最小投资额度下，维持良好的运营状态；

（2）保持抵抗宏观经济衰退的能力；

（3）提供充足的投资回报率；

（4）提供最优财务方法；

（5）使用债务或所有者权益，筹集额外的资金。

二、资产负债表预算的编制

预计资产负债表的格式与内容也是和实际资产负债表相同的，只是表中数据是面向预算期的，反映的是预算期末的财务状况。

预算资产负债表是按照资产负债表的内容和格式编制的综合反映预算执行单位期末财务状况的预算报表。预计资产负债表反映了企业在预算期末，各有关资产、负债及所有者权益的执行情况，是为反映企业在预算期末预计的财务状况编制的预算。一般根据预算期初实际的资产负债表和销售预算、生产预算、采购预算、资本预算、筹资预算等有关资料分析编制。

利用会计恒等式：资产 = 负债 + 所有者权益

也可以检查各项分项预算的相互关系是否对应，分预算的数据是否衔接，有无误差等。

三、资产负债表预算的编制应注意的几个问题

1. 应收账款，预计每月应收账款周转率，其计算方法为当月应收账款总额 ÷ 全年销售收入（或营业收入）× 12（个月）。此预计应依据历史数据来制定，亦可以按每月销售额中应收账款 1 个月内回收比例来确定。

2. 预付费用，如房租、利息和保险等都属于预付费用，这些通常在预算时以一个固定的金额出现或根据销售按比例增长。

3. 其他资产和其他负债，通常在预算时采用往年的数据作为基础进行估算。

4. 应付票据，这取决于医院财务杠杆情况即医院负债情况和信用，需在预算时最优化医院的财务杠杆。

5. 应付账款，应估算正常的支付周期，亦可以将费用分类，并把其分摊到每一个支付阶段中。

6. 应计债务与其他债务，可用三种方法预算：固定数额；销售收入或总经营费用的一个百分比；员工总工资费用的百分比。

四、现金流量预算的编制

（一）现金流量表预算的含义

现金流量表预算即是现金预算的另一种表述方式，因为现金预算就是按照现金流量表主要项目内容编制的反映医院预算期内一切现金收支及其结果的预算，它包括库存现金、银行存款和其他货币资金。现金预算是以经营预算、资本预算和筹资预算为基础，是所有有关现金收支的预算的汇总，综合反映了医院在预算期内现金流转的预计情况，主要作为

医院资金头寸调控管理的依据。现金预算通常包括现金收入、现金支出、现金多余和不足、资金的筹集和使用四部分。现金流量状况如何，不仅直接关系到医院的获利能力和竞争能力，而且对医院财务风险状况的大小具有决定性的影响。所以，医院财务部门编制现金预算的目的，主要是合理处理医院现金收支业务，保证有足够的现金可以满足医院的经营需要，并且要合理地调度资金，对多余现金加以有效利用，以保证医院财务的正常流转。

（二）现金流量预算的组成部分

1. 一般来说，现金流量表由三部分构成

（1）经营活动产生的现金流，即指医院经营活动产生的净现金收入；它描绘了医院在正常业务经营中，实现现金的流入及流出，并且明确了每一笔现金的使用效益。

（2）投资活动产生的现金流，使医院可分析资本支出的方向及资本净流入。

（3）融资活动产生的现金流，指医院在资本市场上筹集资金及支付债务和利息的能力。

2. 相应的医院现金流量预算也包括这样三部分

（1）经营活动现金流量预算

主要包括经营收入与经营支出预算。经营收入是指医院销售服务产品、提供劳务以及出租资产等取得的现金流入，年度的经营收入反映的是年度医院能收到的资金规模，是医院的各项支出预算的保证；月度收入预算则能较为清晰的反映资金流入的大致时间，为医院的资金运作提供较为准确的依据。经营支出预算则包括医院经营活动所有资金支出的预算。经营收入与支出的差额则是反映医院在投资时所能提供的自有资金规模，也是医院投资、融资政策选定的重要依据，而月度经营支出预算与收入的差额则能准确地提供医院的融资、投资计划依据，增加医院的资金运营效益，减少财务费用支出。

（2）投资活动现金流量预算

医院为了获取更多的盈利，扩大医院的规模必须进行有效的投资。它分为两类。

一是长期投资，必须用净现值等来判断投资项目的可行性，属于投资回报期长的资金支出，但也是增加医院发展潜力的有力保证，长期投资的资金使用期都较长，资金使用额也较大，因此要求根据年度自有资金量及较低的融资成本来确定年度投资资金支出预算。

二是短期投资，它强调的是短期现金的流动性，是一种在长期规模既定状况下的短期资产存量的收益问题，它是指在没有选定有效的长期投资计划时，选择风险低、受益高的投资方案，将医院的存量资金盘活起来，取得较好的收益。

（3）筹资活动现金流量预算

融资预算是指在选定好优化的投资方案后，去除自有资金额后，选择较低的融资方案融通资金的预算。而且有效的融资政策还要求从负债资本的内部期限结构上来强化医院资金管理水平。它强调形成长期资产与长期负债、流动资产与流动负债期间的结构对应性及相关性的融资策略。

（三）现金预算编制应遵循的基本原则

其等式可以表示：期初现金余额 + 现金收入 – 现金支出 = 期末现金余额

现金预算中，一般都要显示每一季度的期初期末现金余额。医院在编制现金余额预算时，对期初期末余额的处理可能会有两种情况。

一是医院对每一季度的期末余额没有具体要求，以预算中计算出来的数额为标准，将每一季度的期末余额结转成为下一季度的期初余额，这样预算就需要根据季度依次编制，并且第四季度的期末余额也就是预算年度的期末余额。

二是有些医院为了保证诊疗服务与医院常态营运安全，会对每一季度的期末余额也就是下一季度的期初余额有一定的要求，这样四个季度的预算就可以同时编制。如果预算中某一个季度的期末现金余额没有达到要求，就需要通过上述等式把医院要求的期末余额与实际期末余额的差额补齐。

（四）现金预算编制时应该注意的几个问题

1. 权责发生制与收付实现制，会计在确认和计量时应遵循权责发生制，但医院现金预算的编制则应遵循收付实现制，即以实际收到现金的时间确认现金收入，以实际支付现金的时间确认现金支出。

2. 现金预算提供的是一种预测值，现金预算编制表中提供的所有数据也都是预测值。因此，要保证现金预算的准确合理，前面的基础预算也必须合理。如果前面某一项目的实际发生额与预算出现差异，那么，预计的现金结余或不足也就不会准确，从而无法作出正确的投资或筹资决策。因此，整个预算管理工作都要在医院相关领导的负责带领下，科学合理地进行。

3. 利润表与资产负债表，在编制现金预算的时候，不需要考虑某项目是利润表项目还是资产负债表项目，不需要考虑其经济性质，只要与现金流量有关的项目都应该包括在现金预算里面。

4. 如果在一个预算期内的现金流入和现金流出发生的时间不一致，就有可能高估或者低估融资需求量。这时一般以期中为基准编制现金流量表更为合适。

5. 医院之所以会根据现金溢余或者短缺进行投资或者融资，是为了保持一个合理的现金持有量。当医院预计的现金余额与最佳目标现金持有量之间不一致时，采用融资策略或归还借款或投资于有价证券等策略来实现目标现金持有状况。每个医院的部门都应该有一个目标现金余额交由财务部门汇总得出医院整体的现金需求，这样既能保证医院业务经营的需要，又能使医院获得最大收益。这也是现金管理的另一个内容一目标现金余额的确定。无论是医院各部门采取什么方式确定最佳现金持有量，都必须根据自身经营的季节性特点和经营规模的变动，及时进行调整。

第四章　医院预算执行与监控

前一章讲述了财务的预算编制，在进行预算编制的时候也要加强预算的执行与监控，基于此本章对医院预算执行与监控展开讲述。

第一节　预算差异原因分析

一、概念不同

财务预算是一系列专门反映医院未来一定时期内预算财务状况和经营成果以及现金收支等价值指标的总称。

财务预算以价值指标作为预算内容，要求每一个价值指标的确定是先确定一个基数，在此基础上确定其增减变动的速度。全面预算管理是一种全员参与、对医院全部要素进行预算、并实施全程控制的管理活动。

二、表现不同

1. 财务预算局限于价值指标和数量指标；全面预算在前者的基础上扩展到非价值指标和定性指标，具有预算的全面性。

2. 财务预算不以医院的医疗业务活动指标和经济运营指标为基础；全面预算的价值指标一般都以医疗活动形成的业务指标为基础。

3. 财务预算的主体是财务部门；全面预算的主体不再局限于财务部门，而是扩展到所有相关的部门、相关的层次、相关的人员。

4. 财务预算仅仅强调预算执行结果的分析考核；全面预算管理采取了包括执行结果分析考核在内的全程控制方式。

三、内涵不同

1. 财务预算包括运营收支预算、资本性收支预算、现金流预算和资产负债预算；全面预算是以货币或数量形式明确医院预算期间内的经营成果、财务状况、现金流量状况及实现手段。

2. 财务预算的执行主体是医院现有的部门和岗位，从财务部门组织现金流入、流出、进行相关成本费用控制的职能进行分析，无法担当预算的管理职责。

预算对医院及各个行政职能部门、临床医技科室的经济活动进行调整与控制，对各种财务及非财务资源进行配置和控制，对预算执行结果进行反映、分析和评价等一系列管理活动。

四、财务预算的缺陷

（1）财务预算难以保证价值指标、医疗业务活动及医院的经济运营状况保持较高程度的一致性。

（2）财务预算中，医院的业务指标没有建立在医疗业务活动的规范化和流程的标准化基础上。

（3）财务预算的业务基础不具备稳定性和确定性，使得预算的准确性难以保证。

（4）财务预算是按照患者流、物资流、资金流、信息流、技术流等业务的自然流转过程或环节展开的，没有考虑预算管理的内在要求。

（5）财务预算指标的确定、财务预算执行过程的控制、财务预算执行结果的考核，都必须有相应的信息体系的支撑，医院的信息体系不能有效地支持预算管理体系的运转。

五、预算的内容

（1）运营收支预算：反映医院医疗服务过程和财务成果，包括医疗收入预算、医疗费用预算、期间费用预算。

（2）资本性收支预算：反映医院统一核算范围的技术改造、小型基建、固定资产及无形资产购置和对外投资、偿还长期负债等的资金筹措和运用情况。

（3）现金流量预算：反映医院现金收入、支出、余缺和融资情况，是以现金流量方式对医院运营收支预算、资本性收支预算的综合反映。

（4）资产负债预算：是实施运营收支预算、资本性收支预算、现金流量预算后，医院资产负债情况的预计和综合反映。

第二节　预算差异的纠偏措施

一、改变传统预算的观念，加强成本控制的意识

医院的持续发展与成本控制有着密切的关系，而其需要医院全员参与。医院的财务管理以及成本控制是一种较为复杂的工作，其是一个有效的整体，并非由财务机构进行独白

的管理以及运算，因此需要医院的整体运作，因而加强医院所有人员的成本控制意识，才能有效的实现成本控制。医院还可以通过宣传的模式，强化全院人员的成本控制的意识以及实行成本控制的重要性、必要性，这样可以有效提高医疗工作者对医疗资源的利用率。当然也可以通过对相关的人员实行定期或者不定期的成本控制工作的培训，以此让相关人员进一步了解成本控制的科学方法；并面向全体医疗人员传输成本控制的相关理论知识以及手段，从而使其有效应用到实际工作中；还可以构建关于成本控制的相应规章制度，以此约束医疗人员的行为，如通过实行激励制度，即明确奖惩机制，对于成本控制好的部门进行相应的奖励，反之对于成本浪费较大的部门进行责任追究，并对其进行相应的惩罚，以此有效约束医疗工作人员的行为。

二、建立健全相应的预算监督机制

随着医院行业的深入改革以及规模的不断扩大，其格局也更为庞大和复杂，其成本控制的难度也随之增大。因此，一个建立健全预算监督机制非常的重要，也只有这样才能构建完整以及科学的组织体系，更好的服务于成本控制中，而一个健全的监督机制，包括事前、事中以及事后的监督，即是成本的预算、计划、控制、考核以及核算等多方面监督，其首先要将各部门职责细化，出于医院是一个庞大的体系，只有将相关职责细化，将任务逐个科学、合理的分配，并将责任落实到相关的人员上，从而使全体人员有效的参与到成本控制中，从而促使医院的经营活动，活动有序、健康的运行；其次是简化各个环节的流程，在管理工作，过于繁杂的工作流程，会大幅度的降低工作效率以及会使各部门的职责相对混乱，这样也不利于医院健康的发展，因此要相应的简化工作的流程，并构建医院专门的成本控制以及宠物管理机构，从而使医院各部门可以直接获得相应的成本控制的信息，减少中间环节，从而其工作的效率也会得到相应的提高；最后强化成本控制的监督力度，医院部门应建立相应的监督机制，对其固定资产进行有效的监控，并对医院进出账进行长期的监控以管理，从而以此提高医院资金的利用率，使医院经济实现最大化收益。如药品的采购，可以通过招标的方式，即坚持物资采购实现计划管理、招标以及比质比价定点采购的原则，这样可以有效对整个药品采购过程进行监督，以此严格控制采购的成本。

三、优化成本核算手段，完善相应的核算标准

医院的成本控制由于缺乏相应的成本核算手段以及核算的手段，致使成本控制的要求难以满足。因此，医院迫切需要根据自身实际的需要对成本核算进行相应的改进，建立健全成本核算标准。首先要对预算实行科学合理的预算，即在进行预算时，应根据实际的需要以及状况，做出科学、合理的调整及分配，并针对变动的成本进行详细的分析，将其变动的原因查找，从而有效降低价值不高或者是不具备价值的支出；其次是针对成本核算的各项支出，应当做到具体、公开、详细，预算也应当透明化，这样才可以有效避免因不明

确预算而引起的不必要损失，从而减少成本使用过程中产生的问题，从而提高成本的利用率。如对工人的成本控制，应建工作人员长期考评机制，以此增加其工作效率，从而可以有效的降低因用工不规范而引起的风险成本，同时可以采用科室工作目标考评以及效益工作分配的方式对其进行控制，以此提高资金运行以及工作的效率。总而言之，只有不断地加强医院的预算以及成本控制，才能将医疗成本全面地降低，减少资金浪费的现象，从而资金得到最大化的利用，保证我国医疗服务事业得到持续的发展。

四、医院财务信息化建设

（一）医院财务信息化建设的意义与基础

财务管理是医院管理的重要组成部分，以收支管理、预算管理、会计核算、成本控制为主要内容，对于医院运营秩序性的提高具有重要作用。

1. 医院财务信息化建设的意义

医院财务信息化建设对医院本身、患者以及国家医疗整体水平的提高都具有重要意义。医院财务信息化建设，是当前信息技术不断发展的环境下，社会对医院提出的新要求。为跟紧时代步伐，医院必须将信息化技术应用到财务工作中，使业务信息与会计信息更好地进行交互，以提高工作效率。随着各大医院财务信息化水平的不断提高，我国医疗领域的整体发展状况也必将得到改善。

2. 医院财务信息化建设的基础

（1）医院信息中心开发的 HIS 系统

医院信息系统（HIS 系统）由医院信息中心开发，目前已经被应用到了医院当中。HIS 系统能够实现对医院财务管理的管理，其功能包括门诊收费以及住院结算等，该系统的应用使医院财务管理的信息化水平得到了突破性的提高。为确保该系统财务管理功能的实现，需要以信息采集为基础，其中门急诊和住院信息就是十分重要的信息之一。总之，该系统的建立，为医院财务信息化建设奠定了坚实的基础。

（2）现代医院管理要求

根据现代医院管理要求，应从多角度出发，全面提高医院管理信息化水平和管理效率。以财务管理为例，应改变以人工核算与管理为主的方法，将信息化技术应用其中，全面落实医院财务信息化建设，提高建设效果与工作效率，使医院管理的现代化特点得到体现，为医院的长远发展带来更大的支持。

（二）医院财务信息化建设的基础内容

1. 医院信息中心的 HIS 系统业务数据支撑

HIS 系统通常也被称作为医院信息系统，主要由医院信息中心维护医院所有业务数据信息中心，当下已经广泛地应用于医院当中。HIS 系统不仅能够落实医院各种数据资源的管理，同时也是能够帮助财务管理部门加强财务管理。主要功能涵盖门诊收费、住院结算等，该系统的推广使得医院财务管理信息有了突破性进展。但是 HIS 系统十分依赖数据的收集，因此财务信息收集就显得尤为重要。

2. 医院信息化管理进入快速发展阶段

随着互联网 + 医院的信息时代来临，医院的信息化建设驶入快车道，医院管理方式发生了巨大的变化，医院管理逐步实现了数据信息化，如医院物流系统信息化、办公 OA 系统、人力资源系统、科教系统，财务系统等。医院信息化触角延伸到每一个经济业务环节，医院内部的大数据建设已经来临。

3. 现代医院管理和财务管理的要求

结合目前我国医疗卫生体系中对现代医院的管理要求，需要从多维度出发，从整体上提升医院管理信息化水平与管理效率。而从财务角度出发对于医院整体实力的提升有着十分重要的影响，通过改变传统低效率的财务管理方式，将信息化技术应用到医院管理当中，推动医院现代化管理进程。同时，医院财务管理从过去的核算会计转变为现在的管理会计，管理会计需要大数据支持的财务数据分析。

（三）医院财务信息化建设存在的主要问题

1. 医院财务信息化建设缺乏宏观规划

目前十分常见的情况就是在医院财务信息化建设当中只是单独将其作为项目，并没有结合医院整体的信息化建设体系。在时效性要求上的考虑也是有所欠缺，缺乏科学合理、思路清晰的系统性计划策略，更多是对传统的财务方式进行集成的信息化管理，但是在计划、控制、决策、考核、分析以及预测等工作上无法做到信息化统一协调组织，无法发挥出财务信息系统的协同作用。

2. 医院财务信息数据标准尚未统一

财务数据的不统一不利于财务信息的收集与整理，从而造成整个财务信息系统信息流通的不高效、信息编码混乱，最终造成信息资源在共享上极不充分，十分不利于财务信息系统对于数据的分析、调用，尤其是整个财务数据的运用效率大大降低，而且业务信息在传递、共享上也存在阻碍，无法将其进行集中控制；同时各种财务业务操作流程繁冗复杂，管理混乱，给财务管理带来极大难度；而且数据结构无法合理构建，对于信息共享造成阻碍，财务信息系统整体效率受到制约。

3. 医院财务管理系统内部缺乏匹配的功能与层级

财务管理信息化从某种上来说就是在会计电算化基础上进行深化，财务处理的内在逻辑与范式同样是沿用传统的会计操作，但是传统的财务部门同医院其他部门存在一定程度的“壁障”仍然存在“信息孤岛”的现象，尤其是财务部门同其他业务部门都缺乏主动进行信息交流的平台。管理会计层面上缺乏基于医院整体层面的预算决策功能设置，对于资金流向与运营状态无法进行紧密的结合，从而在监督、跟踪上都需要花费双重的成本，加大医院运营成本，致使财务风险管理模式运转并不是特别好。

4. 医院财务管理系统缺乏与其他系统的兼容性

医院财务管理系统是包括医院门诊系统、住院系统、药品管理系统以及日常办公系统等多个子系统在内的医院综合信息管理系统中的一个组成部分，而且因为医院各个功能子系统在当下信息化建设环节多数都是自主独立构建，都是结合当时的硬件系统所构建的管理平台与数据库，而且由于各个系统的开发商、运营商的不同，在统计口径与信息形式上都有不同的表达方式，因此财务信息管理系统在构建时同其他系统兼容性上的考虑就有所欠缺，致使财务信息系统与其他系统在数据交换、对接上存在障碍，直接影响医院整个信息化建设的进程，极大增加医院信息化建设中的各项成本费用。

5. 复合型专业人才的缺乏

传统的财务工作人员只需要具备财务专业知识就完全能够胜任医院财务部门的工作，但是随着财务信息化建设进程的不断深入，传统的财务工作人员已经无法满足医院财务信息化建设的需要，只有既具备财务专业知识，同时对信息技术有着深入了解的复合型人才才能够满足医院财务信息管理的需要。但是由于医院编制十分严格，对于财务工作人员的替换并不像企业那么轻松，同时对原有的财务工作人员缺乏培训，造成整个医院目前财务管理信息化人才的缺乏，不利于财务信息化平台的建设。

（四）医院财务信息化建设的优化对策

1. 宏观规划医院财务信息化建设体系

在进行医院财务信息化建设前要进行系统性的总体框架构建，主要就是系统性构建准则，要从医院整体发展战略目标出发进行，必须在该系统设计之初就进行原则性规范。首先，系统宏观上的整合性，就是必须充分运用技术手段，从医院管理宏观出发，针对医院财务管理相关工作进行明确规范，避免重复操作，造成资源浪费的情况；其次，就是流程上的集约性，财务信息管理系统一定要构建在医院传统业务基础上，确保能够将两者进行联系，从而为医院财务提供更丰富的财务数据。

2. 制定财务数据信息标准

财务数据标准是医院财务数据信息收集、整理、分析以及呈报的重要基础，因此制订财务数据信息标准是十分有必要的。首先，是在数据收集上，要尽可能地覆盖所有财务环节的数据，主要就是门诊收费、器材药物费用、消耗费用、人力资源费用、成本费用等，要将各部门数据呈报标准进行统一，避免各部门所呈送的数据各式各样；其次，就是在某些数据进行转换时一定要依照统一的转换标准，主要就是对于某些非财务数据的转换，要将其转换为与财务相关的数据，便于医院财务信息管理系统进行统一分析。

3. 强化信息共享

要想解决医院信息孤岛问题就必须从信息共享角度出发。当下金蝶、用友财务软件系统已经是多数医院使用的，但是这只是初步的财务信息系统，对于财务共享只是一个基础。同时医院还应用物资系统，因此必须要将两者进行结合，落实金蝶、用友等财务软件与物资系统的对接，从而解决相关信息孤岛的问题。

4. 增强医院各部门的统一性

医院是整体性，其更多的是依赖于各部门］的协调合作，同样在信息化系统的建设上也需要各部门的子系统进行通力合作。因此医院在进行财务信息化建设时，要注重与其他系统的协调合作，提升各部门对构建信息系统的重视程度。与此同时，要将各部门的核算口径进行标准化，该项措施主要也是为了将财务数据信息进行标准化。

5. 注重复合型人才培养

首先，对医院原有财务工作人员进行信息化技术的培训，主要就是对各种系统进行熟悉，必须保证符合财务信息操作的合规性，才能够提升整体财务信息化建设效率；其次，与高校进行人才培养合作，尤其是财务管理专业的学生要加强对信息技术的学习，从而定向培养签订合作协议，为医院提供更加专业、系统化的复合型人才。这样医院在财务信息化建设上就具有可用的人力资源，最终快速落实财务信息化建设。

（五）大数据下医院财务信息化建设

医院能否正常运行直接受到财务工作是否有效的影响，不仅如此财务工作是否有效在一定程度上还会影响到医院的综合竞争力，因此，大数据下医院财务信息化建设的重要性越加显著，医院应建立在大数据下对于医院财务信息化建设的要求基础上，加强医院财务信息化建设力度，这种情况下不仅能够促进医院更好发展，对于医院健康有序运行也有着至关重要的现实意义，因此这已经成为现如今时代下医院财务信息化建设所面临的一项重要问题。

1. 大数据对于医院财务信息化建设的影响

我国重要的公民基础服务领域之一就是医疗行业，随着人们经济水平以及生活水平的进一步提高，人们对于健康的要求也在不断提升，这种情况下就使得医院服务量大幅度增加，这也就意味着医院的就诊费用以及医药费用信息数据量大程度增加，而这些信息数据的大程度增加对于医院财务信息管理提出了更高的要求，因此，在大数据时代背景下，医院应重视应用以及加强医院财务信息化建设，进而促使财务信息管理工作效率以及工作质量有效提升，满足大数据下对于医院财务信息管理要求。其次，在大数据下，能够加强对医疗信息海量数据的收集以及挖掘，这种情况下就能够更加清楚地发现背后隐藏的内源性问题以及本质性问题，进而为大数据下医院财务信息化建设奠定大量数据基础，同时明确改革方向。

另外，针对大数据下医院财务信息化建设的影响来说，将数据信息收集渠道有效拓展，进而使得医院能够收集到更加广泛的医疗领域信息数据等各种各样信息，在此基础上采取科学有效的分析手段或者分析技术可以将医院财务信息管理数据深入分析，总结分类，交叉对比，进而通过研究能够发现医院财务信息化发展以及运行之间存在更深层次的规律，使得医院能够及时掌握财务管理信息化建设发展趋势以及经济的宏观走向，使得医院财务信息化建设充分发挥作用价值。

2. 现如今我国医院财务信息化建设现状分析

（1）缺乏必要的重视

在医院财务信息化建设过程中，一般情况下医院部分领导并没有充分重视医院财务信息管理，导致医院财务信息化建设进程受到严重影响，这种情况发生其主要原因是医院的特殊性质，医院的主要工作内容是治病救人，所以，医院领导都将工作重点放在科室管理方面以及临床方面，并且大部分医院领导都普遍存在医院财务管理工作只是辅助工作内容，以辅助医院正常运行以及更好发展方式展开工作。另外，相关财务管理工作人员对于医院财务信息化建设的认知也仅是停留在表面层次，他们更多认为医院财务信息化建设其主要工作目的是能够确保财务信息准确性及其及时性等方面，并没有充分地认识到医院财务信息化建设的重要意义，进而导致缺乏医院财务信息化建设必要的重视，也没有积极引进先进创新财务信息化建设系统，财务信息化建设仅发挥了记账以及核算的作用价值，导致财务管理、决策以及分析等方面的能力发挥受到局限。

（2）缺乏相应的人才

针对医院财务信息化建设来说，不仅需要财务专业方面相关知识，同时还需要信息专业方面知识，并且在这其中财务信息管理是以网络会计的形式进行，这也要求了相关财务管理工作人员还需具备网络会计专业方面知识以及网络信息技术以及基础了计算机操作能力以及维护技能。然而在目前的医院财务部门中，虽然有一部分财务管理工作人员具有一定的计算机操作知识，但是相对于大数据下医院财务信息化建设来说还存在着非常大的差距，这就导致医院在大数据下进行财务信息化建设的过程中，严重缺少相应的综合性人才，进而导致财务信息化建设效果受到一定影响。

3. 大数据下医院财务信息化建设解决措施及其策略建议

（1）加强对医院财务信息化建设重视

随着大数据时代的来临，医院财务信息数据大幅度增加，因此，在开展财务管理工作过程中需要加强医院财务信息化建设力度，符合时代变化要求，同时使得财务管理工作人员能够及时针对医院相关财务信息进行分析探究，进而有助于整理出能够将医院整体经济效益完成呈现的财务报表，促使医院财务管理能力有效提升，故而在大数据下加强医院财务信息化建设对于医院财务管理来说十分重要。

针对大数据下医院财务管理信息化建设来说，不仅体现在相关信息化设备的投入以及购买财务软件，这是一个投入的过程，并且是一个长期投入过程，因此，在大数据下开展财务信息化建设其主要以及最为重要的就是加强医院领导对于财务信息化建设的重视力度，促使领导层不重视财务信息化建设思想发生转变，使得医院领导层能够树立正确的财务信息化建设理念，这种情况下就能够实现逐渐加强财务信息化建设投入，同时及时更新以及维护财务信息化建设系统，为实现大数据下财务信息化建设打下良好基础。不仅如此，医院相关领导人员也应重视制定一系列与财务信息化建设相关措施，进而确保在大数据下财务信息化建设能够顺利进行。另外，当医院领导层重视财务信息化建设并且制定一系列措施时，能够使得相关财务管理工作人员重视财务信息化建设，这种情况下能够为更好实施财务信息管理奠定结实基础。

（2）加强综合型人才培训工作

在大数据时代背景下医院开展财务信息化建设时，信息等方面的专业综合性人才必不可少，这是医院财务信息化建设的关键因素，因此，大数据下医院信息化建设过程中，医院一定要重视做好复合型人才培训工作，进而促使相关财务管理工作人员的综合素质逐渐提升，与此同时还能够更新相关财务管理工作人员顺应时代发展的管理理念以及专业财务知识，并且在开展培训的过程中还应将与信息化建设方面相关的内容融入其中，进而保证相关接受培训工作人员能够具备一定现代化信息技术能力，进而为大数据下医院进行信息化建设奠定综合性人才基础，确保信息化建设能够顺利进行。

另外，在针对相关财务管理工作人员开展培训教育的过程中，不仅要重视培养其业务专业知识以及信息化技术能力，还应重视提高相关财务管理工作人员职业道德，因为财务管理工作在一定程度上直接影响到医院顺利运行以及健康发展，所以在大数据下财务信息化建设过程中，相关财务管理工作人员必须具有较强的责任意识以及职业道德，只有这样财务管理工作人员才能够在开展工作的过程中具有严谨、负责以及务实等良好工作作风，进而保证在今后的财务管理工作过程中能够运用正确的价值观开展工作，使得医院健康顺利运行。

（3）改进以及优化医院财务管理流程

在大数据背景下，医院开展财务信息管理：工作的过程中应在财务信息化建设基础上改进以及优化医院财务管理流程，从根本上为大数据下医院财务信息化建设营造良好空间以及环境，基于此，医院财务管理工作人员应积极主动改进以及优化财务管理工作流程，提出一套合理以及适合大数据下医院财务信息化建设财务管理工作流程以及工作方案，在工作方案其中应将医院相关财务管理工作全部融入其中，将以往财务结算方式彻底改进，进而为大数据的应用提供有利条件。众所周知，大数据技术具有非常良好的数据分析优势，在运用的过程中能够为医院财务信息化建设提供良好科学技术支持。建立在医院医疗服务基础上分析，财务管理工作人员可以运用大数据技术针对医疗服务中的数据信息进行分析，进而促使医疗信息完整性以及整体性有效提升，进而为评估医院医疗服务质量奠定良好数据基础，使得医疗服务透明性增强。

（4）完善医院财务信息化工作制度

在大数据背景下，挖掘收集医疗财务信息数据是一项有序、动态并且持续性的工作内容，那么这就意味着医院一定要做好顶层设计，将医院财务信息化工作制度完善，进而建立优秀良好的运行机制，使得各个工作环节都能够有序、正规，有效整合资源。

其一，数据信息标准化制度。将业务数据信息统一规范，并将元数据定义，将信息孤岛消除。在此过程中医院应做到将财务数据信息规范化数据持续动态更新，并建立各个阶层医疗信息网络系统，将各个阶层医疗信息网络系统实现互相连接、信息互通以及资源共享。具体而言，应在不同医疗信息资源网络系统上建立接口，主要包括财务以及人事，使得关联薪酬变动，职工属性变动，职工部门变动以及关联部门开支的成本核算以及统计。财务以及科研，能够实现直接观看到科研费用使用情况以及结余情况，将科研费用的使用进度及时更新。

其二，数据收集制度。简单来说共享数据信息资源更加容易实现，并且越多人员运用其价值就越来越高，因此，医院应该在原有数据的基础上加强对数据的收集力度，并且将数据信息收集范围加以明确，将数据衔接机制完善，优化改进数据信息收集方式以及手段。

其三，数据信息分析应用制度。在大数据时代背景下，医院应具备更高的战略目光，创造性运用新技术，充分发挥数据的作用价值，促使财务信息化建设水平有效提高。另外医院应将日常财务工作充分结合，将以往开发和维护信息系统转变为常态化，进而实现从以往单一记录信息以及存储信息工作转变为利用信息服务医院的管理以及决策，进一步使得财务信息共享得以实现。

总而言之，大数据为医院行业带来的不仅仅是巨大的冲击，同时也是更大的机遇，在现如今智能化时代背景下，医疗行业作为公民基础服务领域之一，是关系到民生大计的重要产业，因此医院应顺应时代的发展需求，以财务信息化建设为重要目标，进而提高医院综合竞争力，充分发挥医院优势，有效提高医院服务水平以及服务质量，使得医院能够获得更好的可持续性发展。

第三节　预算的监控与绩效评价

一、预算的动态监控

（一）科学精细的预算编制是确保预算执行动态监控管理的前提条件

医院应严格按照定额管理要求编制支出预算，特别是提高项目支出预算编制的精细化水平，为预算执行实施有效监控提供便利条件。具体而言，涵盖如下七项内容。

1. 清晰的预算目标

医院战略目标要具体化、系统化和定量化，通过预算目标分解，引导实现各部门科室对医院目标的支持。清晰的预算目标是精细化预算编制的指路灯。

2. 完善的制度保障

预算和医院管理的每个环节都息息相关，完善的管理制度是精细化预算编制的保障。

3. 优化的流程设置

冗余的流程在一定程度是医院管理工作的“负担”，高效优化的流程是提高运营管理效率的保障，而提高效率，可助力精细化预算编制。

4. 科学的编制方法

在实际的编制过程中，根据业务类型设置不同的预算编制方法，如零基预算、增量预算等，使预算编制有所依据、有所参考，是精细化预算编制的保证。

5. 明确的组织架构

建立预算管理权责体系，设置全面预算管理委员、全面预算管理办公室、归口管理部门、预算部门的组织架构，对各部门的职责划分进行明确，各司其职，才能使预算工作的开展井然有序。

6. 清晰的归口管理

对不同的业务事项设置对应的预算归口管理部门，全员根据预算项目库、业务科室按照项目上报部门预算，归口管理部门归口二级预算，汇总成为全院整体预算。

7. 准确的历史数据参考

准确的历史预算执行数据，可以对医院的业务事项有系统、清晰、直观的了解，是精细化预算编制的重要参考。

（二）系统的互通互联是确保预算执行动态监控管理的必要手段

要实现预算执行的动态监控，信息系统是技术支撑。通过全面预算管理信息化系统建设，统一体系和规范标准，使得各科室及部门能够在系统中进行预算编制、审批、执行、调整、分析等。其不仅可以对预算执行数据进行分析，为预算控制、评价、考核提供科学依据，也可以对第二年的预算编制提供重要的数据引用参考。具体而言，信息化管理需要大量的数据集成与分析研究，以预算为起点，将全面预算管理系统与智能报销系统、合同管理系统、业务管理系统、财务核算系统、协同办公管理系统等集成衔接，实现系统数据的互通互联，发挥信息化系统标准化、规范化的优势，实现业、财、人、物全方位多角度融合。

1. 智能报销系统

预算实行项目库管理，对各个科室部门的预算均建立了事项和项目库。在日常报销过程中，各个科室和部门在智能报销系统中进行报销信息填写，选择到预算申报对应的预算事项和项目，智能报销系统数据和全面预算管理系统数据进行连接传输，由系统自动进行预算扣减，从而实现资金实时监控。同时，通过数据的连接，实现支出内容控制，可判断支出相关业务事项是否列入预算内容，防范无预算支出现象；实现支出金额控制，可判断业务活动支出金额是否超出了预算金额，防范超预算支出现象。

2. 合同管理系统

合同管理系统进行支付进度控制，对涉及收付款的合同，在预算执行中判断支出进度和业务事项实施进度是否符合预期进度，根据合同类型、支出比例、支出金额、支出部门等进行控制。管控付款节点，防止合同金额超支。此外，合同管理系统预制各项合同计划结算时间，系统可自动对所有即将到期的合同进行事前预警提示，帮助医院做好业务分析决策和财务规划。

3. 业务管理系统

业务管理系统指在医院运营管理中，发生业务活动时需要使用的信息系统，包括资产管理系统、科研管理系统、物资管理系统、基建管理系统、采购管理系统等。在发生业务活动及事项时，相应的业务活动数据信启通过系统传输，和预算系统关联，在系统中对发生事项的“额”和“量”进行相应的记录和控制。

二、医院预算绩效评价

（一）医院预算绩效评价存在的问题

1. 预算绩效评价意识薄弱

观念和意识会影响管理的效果。固有的管理观念是在长期发展过程中逐步形成的。医院实行预算绩效评价也需要转换观念，提高对预算绩效评价的认识。受到传统“官本位”思想的影响，以往的控制式预算管理方法已经在医院形成了固有模式。医院各单位都在利用各种手段争取更多的资金和资源，而很少考虑成本和效益。虽然近年来，预算绩效评价工作也在逐步推进，宣传力度也在加强，但是总的来说，普及的范围有限，执行力度不够，有关预算绩效评价的思想和理念在少数人、少数部门已经形成，但是多数部门、多数工作人员仍未感受到预算绩效评价的重要性。总而言之，医院预算绩效评价的意识仍然比较薄弱。

2. 预算绩效评价执行不到位

医院预算绩效评价机制是通过制定预算绩效跟踪制度，定期收集预算执行相关信息，进而整理和分析收集的信息，与医院绩效目标进行比较，发现其中的偏差，纠正偏差。医院预算绩效评价机制的运转需要有关单位的有效监督，以保障预算绩效目标的实现。就目前来看，医院预算绩效评价机制在执行过程中还存在一些问题。首先，医院有关部门缺少对预算执行的跟踪监管。预算绩效评价的有效性与跟踪监管过程息息相关，没有及时的跟踪和适当的监管，预算绩效评价机制就形同虚设。其次，有关预算执行方面的信息可靠性不足。医院预算绩效评价的前提是对预算执行信息的有效收集，缺少信息支撑，预算绩效评价就谈不上科学性，不能客观反映预算执行的效果。

3. 预算绩效评价过程不科学

医院预算绩效评价工作是一个系统性工作，有其固有的工作流程。预算绩效评价机制的有效性离不开对工作流程的优化和修正。成熟的预算绩效评价过程应该包括预算绩效评价计划的制定、预算绩效评价计划的实施、预算绩效评价和预算绩效信息反馈四个部分。目前，部分医院在实施预算绩效评价上，倾向于预算绩效评价计划的制定，而忽视了预算绩效评价计划的实施、评价和反馈过程，从而导致预算绩效评价工作缺少科学性。对预算绩效评价工作的理解总是停留在计划层面，没有适时的反馈，长此以往，预算绩效评价工作就没有经验的积累，很难提升预算绩效管理水平。

4. 预算绩效管理上存在漏洞

在推行预算绩效评价工作上，部分单位认为这是财务部门的工作，与本部门日常工作无关。而事实上，这是对预算绩效管理工作的误解。在实际工作中，除了财务部门以外，其他部门都把精力集中在业务工作上，对于预算绩效管理工作不配合、不重视。因此，医院有些部门就会出现预算编制漏洞百出、预算考核机制不科学、预算编制和申报程序不严谨等现象，严重影响到医院预算绩效管理工作的开展和推进。预算绩效管理上存在漏洞，那么预算绩效评价就无法充分开展，也不可能取得应有的成效。

（二）完善医院预算绩效评价的措施

1. 加大宣传力度，提高对预算绩效评价的认识

完善医院预算绩效评价工作，就要求医院相关部门加大宣传力度，提高整个医院职工对预算绩效评价的认识。医院作为国家公共事业的重要组成部分，其内部机制应逐步完善。打破以往控制式的预算管理方式，普及全员参与式的预算绩效评价机制，可以有效规避思维定式的消极影响。通过对预算绩效评价工作的宣传，能从观念上打通部门间的协同路径，贯彻预算绩效评价计划。观念一旦普及，在全员参与的背景下，各部门人员对资金管理的意识会加强，成本、效益的认识也会加强，既提升了全体职工对预算绩效评价机制的认识，也能从根本上提升医院资金管理的水平。

2. 健全管理机制，规范预算绩效执行工作

通过对具体工作内容的规范和严格控制，可以确保预算绩效执行工作落实到位。首先，通过建立预算绩效跟踪机制，对预算绩效状况进行管理和监督。建立健全预算绩效跟踪机制，主要是通过加强有效监管，对过去的机制进行改进，从控制论角度来看，将以往的事后控制思想转化为事中控制，通过即时监管和反馈，提升预算绩效管理的效率。其次，注重预算数据的可靠性和真实性。在预算绩效评价执行过程中，数据的真实性和可靠性是保障预算绩效评价机制有效运行的重要基础，通过收集相关基准数据，确定绩效标准，并结合年度预算安排等情况，确定绩效指标的具体数值。最后，要完善医院预算绩效管理领导机制，细化预算绩效管理工作的流程，明确各项工作制度、工作职责。预算绩效评价的执行必须符合单位相关制度规范，同时要有明确的工作流程来指导执行过程，在执行过程中进行追踪监督、分析，保证预算绩效评价工作按照既定要求开展。总之，预算绩效评价工作应该在医院日常运营过程中自始至终循环往复地开展，是动态的、过程的，让它内化到医院日常管理工作，通过过程考核对绩效计划执行进行有效监督控制。

3. 建立协调机制，提升预算绩效评价效率

预算绩效评价是医院预算绩效管理的关键环节。在实际工作中，应建立协调机制，提升预算绩效评价水平。首先，要建立预算绩效评价协调机制。预算绩效评价工作需要多部门配合，因此，在执行过程中，要建立以财务部门为主体，其他部门参与配合的绩效评价体系，使医院的整体运营达到优化。这种协调机制的推进，有助于普及预算绩效评价观念，

提升相关工作人员的关注度，推动医院预算绩效评价工作，进而提升单位预算绩效评价的效率和水平。其次，要构建立足长远的预算绩效评价信息平台。借助平台的信息共享功能，可以帮助各部门设定清晰的预算绩效目标，明确资金的投入和使用情况。同时，也能通过平台从整体上把握医院预算绩效管理水平，适时制定相应制度和措施，为预算绩效目标的实现和效率的提升提供帮助。

4. 深化绩效目标管理，发挥绩效评价导向作用

预算绩效评价的最终目的是提升医院的管理水平、管理质量和持续发展能力。绩效评价是绩效管理的核心，而评价指标体系又是绩效评价体系中的关键内容，建立一套成功的业绩评价体系非常重要，如何构建科学、合理、系统、符合医院实际情况的指标体系，提升绩效评价效果值得深思。首先，设定合理的绩效目标。绩效目标的设定须符合医院中长期规划和年度主要任务，合理可行，要能清晰反映医院预算资金的预期产出和效果，并以产出指标、效益指标和满意度指标等绩效指标予以细化和量化描述。其次，建立科学化、多元化的预算评价指标体系。医院根据自身情况建立以功能定位、职责履行、费用控制、运行绩效、财务管理、成本控制、人才培养、科技创新，以及群众满意度为核心的综合绩效评价指标体系，指标的设计要既有定性指标又有定量指标、既有财务指标又有非财务指标，各项指标逻辑严密、相互关联、互为补充。最后，重视评价结果的应用。医院以公益性为导向，从社会效益、医疗服务、经济效率、可持续发展、办院方向、经济管理 6 个立体的维度对医院经营业绩与社会责任履行情况进行综合评价，通过指标对比做出价值判断，通过有效运作对医院需求和预定目标不断的调整，将预算绩效评价与医院战略有机结合起来，改进经营管理水平，提高医院经营绩效，实现远景目标和发展战略。

三、医院内部控制评价

（一）医院内部控制评价流程

行政事业单位内部控制评价流程一般包括制定评价工作方案、组成评价工作组、实施现场测试、汇总评价结果、编报评价报告等。医院应该根据医院性质、医疗业务范围、规模、管理定位、实际面临的各类风险水平确定内部控制评价流程。具体内容如下。

1. 设置内部控制评价部门

医院可以授权内部审计部门或专门机构（以下简称“内部控制评价部门”）负责内部控制评价的具体组织实施工作。内部控制评价部门必须具备一定的设置条件：能够独立行使对内部控制系统建立与运行过程及结果进行监督的权力；具备与监督和评价内部控制系统相适应的专业胜任能力和职业道德素养；与医院其他职能机构就监督与评价内部控制系统保持协调关系，在工作中相互配合相互制约，在效率上满足医院对内部控制系统进行监督与评价所提出的有关要求；能够得到医院管理层的支持，有足够的权威性来保证内部控制评价工作的顺利开展。

2. 制定内部控制评价工作方案

内部控制评价部门应当根据医院实际情况和管理要求，分析医院经营管理过程中的高风险领域和重要业务事项，制定科学合理的评价工作方案，报经院管会或其授权机构审批后实施。评价工作方案应当明确评价主体范围、工作任务人员组成、进度安排和费用预算等相关内容。评价工作方案既可以采用全面评价的方式，也可以根据需要采用重点评价的方式。一般而言，内部控制建立与实施初期，实施全面综合评价有利于推动内部控制工作的深入有效开展；内部控制系统趋于成熟后，医院可在全面评价的基础上，更多地采用重点评价或专项评价，以提高内部控制评价的效率和效果。

3. 组成评价工作组

医院内部控制评价部门应当根据经批准的评价方案，组成内部控制评价工作组，具体实施内部控制评价工作。评价工作组应当吸收医院内部相关部门熟悉情况的业务骨干参加。评价工作组成员对本部门的内部控制评价工作应当实行回避制度。医院也可以委托中介机构实施内部控制评价。

4. 实施现场测试

评价工作组根据评价工作方案确定的内部控制评价范围，入驻被评价部门，实施现场测试。现场测试的一般步骤如下。

（1）了解被评价部门基本情况。评价工作组与被评价部门进行充分沟通，了解其业务范围、评价期间预算完成情况、组织机构设置及职责分工、领导层成员构成及分工、财务管理及会计核算体制、内部控制工作概况、最近一次内部控制评价（或审计）发现问题的整改情况等。

（2）确定检查评价范围和重点。评价工作组根据掌握的情况确定评价范围、检查重点和抽样数量，并结合评价人员的专业背景进行合理分工。检查重点和分工情况可以根据需要进行适时调整。

（3）开展现场检查测试。评价工作组根据评价人员分工，综合运用各种评价方法对内部控制设计与执行的有效性进行现场检查测试，按要求填写工作底稿，记录相关测试结果，并对发现的内部控制缺陷进行初步认定。评价人员应遵循客观、公正、公平原则，如实反映检查测试中发现的问题，并及时与被评价部门进行沟通。

（4）编制现场评价工作底稿。在测试中应认真编制内部控制评价工作底稿。内部控制评价工作底稿可分为单位层面和业务层面两类。工作底稿在现场测试结束后，由评价工作组汇总，形成现场评价报告。评价工作底稿应进行交叉复核签字，并由评价工作组负责人审核后签字确认。

（5）缺陷认定。评价人员在评价过程发现内部控制缺陷，应填制内容控制缺陷认定表，并根据缺陷的影响程度初步认定缺陷的类别、缺陷的等级，与被评价部门进行沟通，由被评价部门相关责任人签字确认后，提交医院内部控制评价组。

5. 汇总评价结果

内部控制评价部门汇总各评价工作组的评价结果，对工作组现场初步认定的内部控制缺陷进行全面复核、分类汇总，对缺陷的成因、表现形式及风险程度进行定量或定性的综合分析，按照对控制目标的影响程度判定缺陷等级。对于认定的内部控制缺陷，内部控制评价部门应当提出整改建议，要求责任部门及时整改，并跟踪其整改落实情况；已经造成损失或负面影响的，医院应当追究相关人员的责任。

6. 编报评价报告

内部控制评价部门以汇总的评价结果和认定的内部控制缺陷为基础，综合内部控制工作整体情况，客观、公正、完整地编制内部控制评价报告，并报送医院管理层和院管会，由院管会最终审定后对外披露或以其他形式加以合理利用。

（二）医院内部控制评价方法

内部控制评价的方法可分为两类：定性评价方法和定量评价方法。很多企业对自身内部控制的评价主要采用定性方法，这类方法以文字描述为主，带有较强的主观性，内容相对空洞，不能进行相互间的比较。定性评价方法有文字表述法、调查问卷法、流程图法、证据检查法、穿行测试法、实地观察法等。定量评价方法是利用数学分析或计量模型对一些定性的表述进行量化，用数据作为评价基础进行计算分析，最后得出可比较的量化结论。定量评价法可以用直观的数据进行内部控制评价说明，可以用于相互之间的比较，不过在操作方面比较复杂。定量评价方法有数据包络分析法、层次分析法、指数法和模糊综合评价法等。

1. 定性评价方法

（1）文字表述法是评价人员以文字的形式将所了解的内部控制情况描述出来，适用于相对简单的业务内部控制，如人员配备、业务范围、岗位职责等。其优点是能对调查情况进行具体描述，弥补调查表简单肯定或否定的不足；缺点是只用文字描述不足以体现内部控制的细节，不利于为内部控制分析提供有效依据。

（2）问卷调查法是针对需要了解的控制点，设计调查问题，编制调查表。其优点是较易了解内部控制系统的状况，如果调查表设计全面，即便是经验不足的评价人员，也不会漏过薄弱环节；缺点是如果调查表设计不当，难以对内容控制体系做出正确评价，肯定或否定的答案过于简单，不能反映程度。

（3）流程图法是通过绘制内部控制流程图来测试和评价单位内部控制体系的方法，其优点是能清楚地反映内部控制程序，缺点是花费时间较多。

（4）证据检查法是指检查人员抽取一定数量的凭证等书面证据和其他有关证据，从中检查控制线索，从而判断内部控制是否得到有效贯彻执行的方法。

（5）穿行测试法是指抽取一份全过程文件，按照单位业务程序，重新执行一遍，以检查其在办理中是否执行了内部控制措施，并对此进行评价。检查时可以采用逆向检查方法，从会计凭证入手向前追溯，进而对整改业务流程的控制设计和运行的有效性进行检查。

（6）实地检查法是指现场对财产进行盘点、清查，对存货的出入库等控制环节进行检查。

2. 定量评价方法

（1）数据包络分析法是一种数据分析方法，它适用于多输入、多输出的同类型单位的有效性评价，是一种非参数统计分析方法。在评价过程中，可以综合考虑多种因素，使结论更加全面，并且利用数学模型设置权重，可以在很大程度上避免评价人员的主观性，是一种比较科学的评价方法。但是由于它的设计和计算相对复杂和烦琐，这种方法在实际工作中应用不是很广泛。

（2）层次分析法通过对定性指标构造判断矩阵，求得最大特征值、特征向量，并利用一致性检验来检测结果是否合理。层次分析法可以将定性的指标转化为定量数据，然后对数据进行分析得出结论，这种方法适用于多用文字表述、缺乏数据研究领域的评价。因此，层次分析法在社会科学领域得到广泛应用。

（3）指数法是一种对客观数据进行统计分析的通用方法。该方法是将客观数据进行分类统计，得出一个指数分值，然后利用这个指数分值分析评价对象存在的问题和缺陷。

（4）模糊综合评价法是对研究对象按照给定条件进行全面评比、判定的一种多因素决策方法。模糊综合评价法结合定性评价和定量评价的优点，具有操作简便、应用性强等优点，且不用进行一致性检验，可以减少计算的繁杂程度，是应用很广泛的一种评价方法。但是，这种方法需要专家对指标进行赋值和排序，权重的确定依赖专家的经验，这些主观因素会在一定程度上影响评价结果。

医院应根据自身实际情况和实施的内部控制程度来选择适合自己的内部控制评价方法，并且在内部控制设计有效性评价和执行有效性评价两个阶段采用不同的方法。评价工作组根据人员分工和事先设计好的评价方法对医院内部控制开展评价工作。

（三）医院内部控制评价结果分析

评价工作组在内部控制评价工作结束，收集相关资料数据后，需要对评价过程中获取的资料进行分析，便于得出医院内部控制有效性结论。分析的主要内容是对医院内部控制缺陷的识别与认定。

内部控制缺陷一般可分为设计缺陷和运行缺陷。前者是指缺少实现控制目标所必需的控制手段，或设计不当难以实现控制目标。后者是指未按照设计完好的控制制度来运行，或缺乏胜任能力以有效地实施控制。

医院内部控制评价工作组对于内部控制评价过程中发现的问题，应当从定量和定性等方面进行分析，判断其是否构成内部控制缺陷，然后将缺陷按影响的严重程度分为重大缺陷、重要缺陷和一般缺陷。在认定影响的严重程度时，应该注意考虑医疗行业特征、风险偏好、关键控制点等因素。这样，对医院内部控制评价指标体系的构建显得尤为重要。

医院内部控制评价指标体系的构建主要是为了使医院的各项活动符合相关法律法规的要求，使医院能够提高风险管理能力和管理水平。医院内部控制评价体系与评价指标的建立，能够及时发现医院内部控制在设计和执行过程中的各种问题，然后针对性地采取解决措施，从而实现内控能力的提升，保证医院内部目标的实现。尤其是目前医院之间的竞争不断加大，原有的内控体系已经无法很好地满足人们的需求了，所以建立一套完整的内部控制体系是极为必要的。

1. 研究资料与方法

第一，研究资料。在医院内部控制评价指标体系的构建过程中，最重要的就是指标，要保证指标设定的科学性与可靠性，同时也要保证指标设定与实际情况相符合，这次研究的主要资料是通过阅读了医院内部控制文献的基础上，结合了现阶段医院的实际特点，以及与之相关的评价方法。主要是为了能够找到与医院内部控制相关联的关键点，然后对找出的问题进行针对性的分析，进而从中找出评价指标。

第二，研究方法。在单位内部控制评价指标体系的构建过程中，一般会用到的研究方法主要有在初期阶段用到的目标分解法、筛选阶段用到的专家经验法、指标权数确定阶段用到的层次分析法、指标体系检验阶段用到的统计指标分析法以及指标体系合成阶段的加权线性和加法合成法等几个方面。

2. 研究结果分析

（1）内部控制指标体系构建的原则

第一，全面性原则。全面性原则是指在内部控制中，不仅需要包括单位内部的决策机构以及监督机构，同时要包括单位中的全体员工以及单位中的领导人员。在内部控制对象选择中需要涵盖单位中的所有业务和所有工作事项；在单位流程上，内部控制需要贯穿于单位中决策、执行以及监督等全部环节。全面性原则不是要求做到面面俱到，而是要全面地反映出被评价的对象。

第二，重要性原则。在全面控制的基础上，内部控制要找出全面控制中的重点，对于其中的重要事项和高风险事项进行重点控制。

第三，制衡性原则。是指要将机构设置、权责分配以及治理机构等方面形成相互制约、相互监督的形式。内部控制的制衡性原则还要保证医院的经营效益。此外要在单位内部的设立单独的内部控制监督部门，来保证内部控制实施的独立性的和有效性。

第四，适应性原则内部控制以风险管理为导向，与本单位的业务范围、运营情况以及风险管理水平等内容相适应，保证单位要随着内外部环境的变化、业务的调整、管理要求的提高等及时加以调整。

（2）评价指标的初选结果

在评价指标初选阶段应用的是目标分解的方法，在具体的分析过程中要结合医院实际的运营情况，医院评价的范围需要包括不相容职务分离控制、财产保护控制、预算控制、基建、投资、经济合同管理和绩效考评控制等。

在评价指标初选阶段应用的是目标分解的方法，在具体的分析过程中要结合医院实际的运营情况，医院评价的范围需要包括不相容职务分离控制、财产保护控制、预算控制、基建、投资、经济合同管理和绩效考评控制等。

对医院内部控制分为九个具体方面，以下进行详细介绍。

第一，是建立内控责任制度和重要岗位的权利制衡制度。指将并不相容的岗位进行分离。即医院要全面系统的分析梳理出业务流程中并不相容的工作岗位，根据其岗位的实际情况进行分离。一般来说，不相容的职务包括业务经办、授权批准、记录、稽核检查、财产保管等。

第二，是建立内控岗位授权制度和批准制度。对医院中各个工作岗位的审批历程、权限范围以及相应的责任权利进行明确。若部门中遇到重大事情时，需要根据集体决策审批进行，任何人都不能独断专权进行决策事项，任何人也不能改变集体的决策。

第三，会计系统控制。医院要严格执行国家制定的会计准则，并对医院财务人员进行会计基础工作的培训。此外医院要对会计凭证、会计账簿以及财务会计报告的处理程序进行明确规定，保证财务部门会计信息真实准确性。

第四，财产保护控制。医院需要建立科学合理的财务管理制度以及清查制度，定期对医院进行财产记录、账实核对以及定期盘点等措施，以确保医院财产的安全性。对于未经授权的工作人员医院要严格禁止这些工作人员接触和处置医院财产。

第五，是预算控制部分，通过目标分解之后得到的结果是，要对预算编制进行重新的调整，然后提高预算编制的执行力和执行效果，并在预算编制的应用过程中加强对其的监督，以提高预算结果的准确性。

第六，在基建工程控制部分，通过目标分解之后得到的结果是，要从决策、竣工、验收等方面进行分解。

第七，在对外投资控制部分，通过目标分解之后得到的结果是，要从决策与审批、跟踪、处置等方面进行分解。

第八，在经济合同控制部分，通过目标分解之后得到的结果是，要从订立审批、追踪管理、调整、合同评价等方面进行分解。

第九，建立考核评价制度。通过建立绩效考评体制来进行内部控制，通过设置科学的绩效考核指标，保证绩效考核评价制度的公平合理性。

在这些评价体系指标的构建中，有些医院通过专家研讨会的方式，对专家进行了分组，这其中有审计负责人、律所控制专家以及卫生行政人员等，运用的是头脑风暴法，以此建立整体框架。在这些专家中，有的专家认为上述分析的九个部分与实际的工作情况是符合的，也能够将医院内部控制体系的框架体现出来。但有的专家认为这九个部分虽然具有一定的作用，但是还有一定的不足之处。因此在具体的实施过程中每一个部分是否是相对独立的，所以通过专家们的讨论与总结对内部控制的各个部分进行讨论，并建立三级一级指标，包括控制的有效性、管理制度的健全性以及实际执行情况与相关制度的相符性。

（3）评价指标权数的确定和检验结果

在评价指标体系的构建中，所请到的专家都是具有代表性的，这些专家在医院内部控制方面具有着丰富的经验。

在这些评估过程中，专家函询结果表明专家的积极系数较高，通过专家对指标的判断依据和熟悉程度进行评价，进而计算出专家权威程度。通过专家对于评价体系的评分，对指标的变异系数进行了计算，结果显示专家对指标评价的波动性影响相对较小，意见基本上是一致的。

（4）评价指标的合成结果

在医院内部控制评价指标体系的构建过程中，最后一个步骤进行指标体系的合成，在此过程中会应用到加权线性和加法合成的计算公式。利用相应的计算公式能够对上述九个部分的合成模型进行计算，然后构建出一套比较完整的医院内部控制体系。

3. 医院内部控制评价指标体系的构建要点

医院内部控制评价指标体系的构建，需要运用科学合理的分析方法，从五个方面对医院内部控制体系进行了综合性的评价。

医院内部环境对于医院内部评价体系的影响，主要体现在现阶段医院的内部控制中，从评估计算结果中来看，内部环境评价综合得分越高，医院的内部控制环境的质量就越好，若内部环境评价综合得分越低，那么医院的内部控制环境的质量就越差。

风险评估是内部控制的重要组成部分，科学合理的风险评估机制能够有效分析出影响医院内部控制目标实现的相关风险，并探究出应对确定风险的具体策略，降低风险对医院内部控制的负面影响。

信息沟通是贯穿于医院内部控制评价体系构建的整个过程当中的，所以要保证信息的及时与有效沟通。在具体的沟通过程中，本次评价体系的构建选择了三个内容，十个基本指标，最终的评价结果表示信息与沟通评价的综合得分越高，医院信息与沟通水平也就越高，医院内部以及各部门之间沟通也会减少阻碍。

内部监督机制是对医院内部控制的落实和实施情况进行监察，及时发现医院内部控制中存在的问题，并找出相应的解决方案，最大限度的发挥内部控制的效用。

内部监督是医院对内部控制建立与内控管理实施情况进行监督检查，评价内部控制的有效性，及时发现内部控制缺陷，并提出相应改进建议。内部监督体系的构建，能够对医院内部控制进行检查，及时发现医院内部控制当中存在的问题，然后针对问题进行改进，保证医院内控执行力的提升。最终评价结果表示内部监督评价的得分越高，医院内部监督水平也就越高，内部运行的效率越高，内部控制的完善性也就越高。

第五章　财务预算评价

第一节　流动性及风险性评价

企业要健康发展，就得防止企业发生“财务失败”现象。财务失败是指企业无力偿还到期债务会引起诉讼或直接破产。在财务分析中体现企业理财安全性状况的主要方面就是评估企业的流动性及风险性，即企业按时足额支付各种债务的能力。因此，重视并有效地提高企业偿债能力，既是维护企业债权人权益的重要保证，也是企业在瞬息万变的市场竞争中求得生存与持续发展的客观要求。

一、流动性评价

流动性是指资产经过正常程序无重大损失地转换为现金并以之履行有关契约的过程和能力。其中资产转换为现金可理解为变现能力。流动性是契约履行的实质所在，所以流动性的评价从另一层含义上看就是评价公司的短期偿债能力，企业用流动资产偿还流动负债的现金保证程度，一般又称支付能力，它既是反映企业财务状况的指标，也是反映企业经营能力的重要指标。流动性评价是企业财务分析的重要组成内容。如果企业缺乏流动性，不但无法获得有利的采购机会，而且由于不能及时偿还短期债务，可能导致破产；对于股份制企业，如果缺乏流动性，会影响股东对该公司股票的信心，导致股价动荡，对公司不利。因此，提高公司的流动性就显得尤为重要。流动性评价所涉及的传统财务指标主要包括绝对数指标（如营运资本）和相对数指标（如流动比率、速动比率等）。

（一）营运资本

1. 指标的计算

营运资本是指企业流动资产超过流动负债的剩余部分，也称为营运资金或净营运资本。一般来说，企业必须保持流动资产大于流动负债，即保有一定数额的营运资本作为缓冲，以防止流动负债“穿透”流动资产。

运营成本＝流动资产－流动负债

＝（总资产－非流动资产）－（总资产-股东权益－非流动负债）

＝（股东权益＋非流动负债）－非流动资产

＝长期资本－长期资产

从以上计算公式可以看出，所谓营运资本，实际上等于企业以长期负债和股东权益为来源的那部分流动资产。

2. 指标的分析

营运资本为正时，流动资产大于流动负债，说明企业不能偿债的风险较小，但是营运资本并非总是越多越好。过高的营运资本意味着大量资金闲置，不会产生更多的经济效益。同时也说明企业可能缺乏投资机会，发展潜力受到限制。因此，企业应当保持适当的营运资本。

没有一个统一的标准用来衡量营运资金保持多少是合理的，不同行业的营运资金规模有很大差别。一般来说，零售商的营运资金较多，因为他们除了流动资产外没有什么可以偿债的资产；而信誉好的餐饮企业营运资金很少，有时甚至是一个负数，因为其稳定的收入可以偿还同样稳定的流动负债。制造业一般有正的营运资金，但其数额差别很大。由于营运资金与经营规模有联系，所以同一行业不同企业之间的营运资金也缺乏可比性。

（二）流动性指标分析

流动性要求企业必须具有某一时点上的债务偿还能力，如果企业丧失这一能力，就难以足额清偿到期债务，就很容易陷入财务危机，甚至面临破产。

1. 比率定量分析

（1）流动比率

流动比率是指企业的流动资产与流动负债的比率，它表示每一元流动负债有多少流动资产来抵偿，其计算公式为

$$流动比率＝流动资产 / 流动负债 \times 100\%$$

一般情况下，流动比率越高，企业短期偿债能力越强；从债权人角度看，流动比率越高，表明流动资产超过流动负债的营运资金越多，一旦面临企业清算时，则有营运资产作为缓冲，通过资产变现减少损失，从而确保债权人得以足额清偿。

一般认为流动比率 2 ∶ 1 是比较适宜的，它表明企业财务状况稳定可靠，除了日常生产经营的流动资金需要之外，还有财力支付到期债务。如果比例过低，则表示企业可能捉襟见肘，难以如期偿还债务；如果比例过高，则表明企业流动资产占用过多，会影响资金的使用效率和企业的获利能力。

（2）速动比率

速动比率是指企业速动资产与流动负债的比率，速动资产是流动资产减去变现能力较差且不稳定的存货等资产后的余额。由于剔除了存货等因素，速动比率较之流动比率更能

可靠、准确地评价企业的资产流动性和短期偿债能力，其计算公式为

速动比率 = 速动资产 ×（流动资产 – 存货 – 预付账款 – 待摊费用等）/ 流动负债

一般认为，速动比率为 1 较为适当，它表明每一元短期负债，有一元易于变现的资产作为保证。如果比率过低，说明企业偿债能力出现问题；如果比率过高，说明企业拥有过多的货币资金，有可能丧失一些有利的投资机会。

（3）现金比率

上述两个比率都是建立在对企业现有资产进行清盘变卖的基础上的，为了进一步衡量企业的偿债能力，我们引进现金比率指标，它是指现金和现金等价物与流动负债的比率，计算公式如下：

现金比率 = 现金及现金等价物 / 流动负债

现金等价物，是指具有与现金几乎相同的变现能力的各种活期存款和短期有价证券、可贴现和转让票据等。现金比率是对速动比率的进一步优化，它将流动资产中的非现金和非现金等价物剔除，然后与流动负债相比，这意味着作为偿债保证的资产是变现率为百分之百的资产。因而，以此偿还流动负债也具有百分之百的稳定性和安全性，以现金比率来衡量企业的短期偿债能力更为保险。

从债权人角度来看，将现金类资产与流动负债进行对比，计算现金比率具有十分重要的意义。它比流动比率、速动比率更真实更准确地反映企业的短期偿债能力。特别是当债权人发现企业的应收账款和存货的变现能力存在问题的情况下，该比率就更有实际意义。

在西方财务理论中，该指标要求保持在 20%，在我国现有财务理论中尚没有一个统一标准。为了衡量企业支付到期债务的能力，我们从流动负债中剔除以后到期支付部分，把现金比率改造成支付能力系数。其计算公式为

支付能力系数 = 现金及现金等价物 / 流动负债 – 预收账款 – 预提费用 – 远期货款

由于现金是非盈利资产，持有现金的机会成本较高，一般认为企业支付能力系数为 1 是比较正常的。比率过高，说明企业没有最佳地利用其现金资源，有剩余资源没能参与创造企业价值；比率过低，则意味着企业的即期支付有问题，企业可能已经陷入无力清偿债务的困境。

还有一个评价流动性的指标将在现金流量分析中进一步讲解，其计算公式为

现金流量对流动负债的比率 = 经营活动的现金净流量 / 流动负债

这是一个动态流动性比率，考虑了动态的现金流量对债务保障的程度，比其他静态指标更稳健，可以避免单从静态看问题的缺陷。

以上介绍了评价流动性的有代表意义的几个指标，要准确地评价企业的流动性，还需要就上述指标进行趋势分析和横向比较分析。

2. 因素定性分析

上述比率的数据都是从财务报表资料中取得的，但还有一些财务报表资料中没有反映的因素，也会影响企业的流动性，可归纳为以下几点。

（1）可动用的银行贷款指标

对于银行已经同意、企业还未办理贷款手续的银行贷款限额，可以随时增加企业的现金，提高支付能力。

（2）准备很快变现的长期资产

企业在从事生产经营过程中，由于某种原因，可能会将一些长期资产，如固定资产，长期投资等很快出售变为现金，这样就可能增加了企业资产的变现能力，增强企业的流动性及短期偿债能力。

（3）偿债能力的声誉

如果企业的偿债能力一直都很好，有很好的信誉，企业在短期偿债能力出现困难时，就可能凭借这一良好的偿债声誉，很快通过某种融资渠道解决资金短缺问题，提高企业的流动性及短期偿债能力。

（4）或有负债

企业在会计核算时经常会遇到一些或有负债，如已贴现商业承兑汇票、未决诉讼、为他人提供债务担保等，其不利于企业的结果为是否发生具有不确定性，或者即使预料会发生，但具体发生的时间或发生的金额具有不确定性，随时都有可能增加或降低企业的流动性及短期偿债能力。

（5）关联方交易

如果企业存在大量的关联方购货交易，这就预示着某些应付账款可能延期支付。如果存在大量的关联方销货交易，与非关联交易相比，这部分应收账款的回收款或者回收期将难以保障，这些都会影响流动比率等定量指标评价的可靠性。

（三）匹配原则在流动性评价中的应用

在评估企业流动性时经常会涉及匹配性原则，所谓匹配就是我们所强调的长期资金长占用，短期资金短占用。通过资产寿命与资金来源期限的匹配，可以减少不协调的风险。匹配原则包括金额匹配和期限匹配两个方面。

1. 金额匹配

在资产负债表中，根据各个项目的期限不同、在企业生产经营过程中所起的作用不同，根据管理用资产负债表，可以把资产类项目分为现金、经营性流动资产、（经营性）长期资产；把负债与所有者权益类项目分为短期借款（短期金融负债）、经营性流动负债、长期负债（长期金融负债）与所有者权益。

金额匹配的原则是指在决定企业资本结构时，为了保证企业在短期和长期均有适当的偿债能力，要注意现金总额与短期借款总额的匹配以及（经营性）长期资产总额与长期负债，所有者权益总额的匹配。

短期融资净值= 短期借款-货币资金

长期融资净值=（长期负债+所有者权益）-（经营性）长期资产

经营运营资本= 短期融资净值+长期融资净值

从计算公式中可以看出，企业的经营营运资本的来源由短期融资与长期融资两部分构成。其中长期融资净值与经营营运资本的比率是易变现率。企业的易变现率越高，即企业的营运资本需求中长期融资的比重越大，意味着企业的变现能力越强，流动性越强。反之，当易变现率降低时，公司的流动性变弱，偿债能力相应地变弱。

基于传统资产负债表的流动比率、速动比率等指标虽然可以准确地表示用流动资产抵偿流动负债的能力，但不能表示在持续经营基础上通过及时的现金回流来偿债的能力。而基于调整后资产负债表的易变现率更能反映企业经营的本质，可以全面地，科学地评价一个公司的流动性，避免了传统指标可能出现的错误分析结果。

2. 期限匹配

期限匹配原则的含义是指在计算出资产负债表中的各个项目的对应期限后，根据短期资产与短期负债、长期资产与长期负债的期限对比来分析企业在短期、长期的偿债能力。

总之，企业流动性的评价是一个比较复杂的问题，在分析时应考虑多种因素的综合，只有这样，才能全面地评估企业的流动性，做出正确的融资和投资决策。

二、风险性评价

企业的长期债务是指偿还期在 1 年或者超过 1 年的、一个营业周期以上的负债，包括长期借款，长期应付款，应付债券等。由于长期债务的期限长，财务风险较大，因此风险性的评价涉及公司的长期偿债能力，这种能力主要取决于企业拥有的经济资源的性质、企业的资本结构和获利能力。风险性评价不仅要关心公司的还本能力，还要关心公司的付息能力。反映还本能力的指标多为静态指标，如资产负债率、产权比率等，反映付息能力的指标多为动态指标，典型的付息能力指标是利息保障的倍数。

（一）比率定量分析

1. 资产负债率

资产负债率反映的是负债总额与资产总额的比例关系，反映总资产中有多大比例是通过借款来筹资的，表明了企业在清算时债权人利益受总资产保障的程度。其计算公式为

$$资产负债率 = 负债总额 / 资产总额 \times 100\%$$

公式中负债总额不仅包括长期负债，还包括短期负债。这是因为，短期负债中的一部分，从资金长短期性质看，是属于短期资金，但企业总是长期占用着，可以视同长期性资产来源的一部分。比如，应付账款是短期性的，但企业总是长期性地保持着相对稳定的应付账款总额。这种短期负债也可以成为长期资产的来源，本着稳健性原则，将短期债务纳入了资产负债率的计算公式。

这个指标反映债权人所提供的资本占全部资本的比例，也是衡量企业负债水平和风险程度的重要指标。一般认为，资产负债率的适宜水平是40% ~ 60%，然而，对于不同的对象，从各自的立场出发，对这个指标会有不同的要求。

从债权人角度来看，他们最关心的是贷给企业的款项能否按时收回。如果负债比例高，则说明债权人提供的资本在企业资本总额中占有很大的比例，企业的风险主要由债权人负担，债权人按期收回本金和利息的保障程度低。因此，他们希望债务比例越低越好。

从股东角度来看，企业举债筹资所得的资金和股东自己提供的资金在经营中发挥一样的作用，负债经营时，不论利润多少，债务利息是不变的，当利润增大时，每一元利润所负担的利息就会相对地减少，从而给投资者收益带来更大幅度的提高。只要资本利润率高于借款利息率，举债资金就可以获得高于资金利息的利润，股东就可以获得更大的利润。所以，股东希望债务比例越大越好。反之，如果资本利润率低于利息率，举债资金所得的利润不足以弥补债务利息，还需要用股东所得的利润来弥补一部分债务利息，这样，股东就希望债务比例越小越好。

从经营者角度来看，举债过多，会增加企业的财务风险，就很难再以举债方式筹集到资金；如果举债过少，说明企业缺乏活力，没有充分利用债权人资本这一获利资源。因此，企业在利用债务这一融资工具时，应该充分估计预期的盈利和增加的风险，在两者之间权衡，然后才能做出正确的决策。

在资产负债率的基础上进一步计算的有形资产债务率 = 负债总额 / 有形资产，可以反映有形资产对债务的保障程度，比资产负债率更为稳健一些。

2. 产权比率

产权比率反映的是企业负债总额与股东权益总额的比例关系，也称为债务股权比率。其计算公式为

$$产权比率 = 负债总额 / 股东权益 \times 100\%$$

公式中的股东权益就是所有者权益，也即公司的净资产。这一指标反映的是债权人提供的资本和股东提供的资本之间的关系，反映了企业的财务结构状况。从股东来看，在经济繁荣时期，多借债可以获得额外的利润；在经济萎缩时期，多借债会增加企业的利息负担和财务风险。可见，高的产权比率，是高风险、高回报的财务结构；低的产权比率，是低风险、低回报的财务结构。

权益资本是承担长期债务的一个基础，产权比率指标也从另一个角度反映企业清算时债权人利益的保障程度，一旦企业清算解散，所有者权益就成了偿还债务的最后保证。我国《破产法》规定，企业破产清算时，债权人的索偿权在股东之前，因此，产权比率指标和资产负债率指标具有一样的经济意义，对产权比率的分析可以参考资产负债率的分析。但也应该注意到，虽然资产负债率和产权比率在反映还本能力的作用上是相同的，但两者在侧重点上还是有差异的，资产负债率侧重于反映偿债的物质保障，而产权比率则侧重于反映财务结构的稳定性以及股东对债权人的保护程度。

3. 权益乘数

权益乘数是一个延伸分析指标，常被运用于杜邦分析体系，该指标其实是资产负债率与产权比率的延伸，在数值上，权益乘数 =1/(1– 资产负债率) 或权益乘数 =1+ 产权比率，在此基础上对权益乘数进一步整理化简，可得权益乘数 = 总资产 / 净资产，它表明总资产对净资产的倍率，负债程度越低，权益乘数越小，财务风险也越小。负债程度越高，权益乘数越大，负债对增加总资产的作用也越大，但财务风险也越大。

4. 有形净值债务率

为了进一步完善产权比率指标，引入“有形净值债务率”指标，其计算公式为

有形净值债务率 = 负债总额 / 股东权益 – 无形资产净值 ×100%

在产权比率基础上，把无形资产从股东权益中剔除，相对而言，无形资产缺乏可靠的价值，不能作为偿还债务的可靠资源，有形资产是企业偿还债务的主要来源，有形净值债务率建立在更加切实可靠的物质保障基础上，是更为保守和稳健的评价企业长期偿债能力的一个指标。

5. 已获利息保障倍数

债权人放债有自己的盈利目的，即获得资金利息。前面介绍的指标都是反映债务总额受保障的程度，这里引入“已获利息倍数”或称“利息保障倍数”指标来分析企业利息受保障的程度，即企业支付利息的能力。其计算公式为

已获利息倍数 = 息税前利润 / 利息费用

公式中的“息税前利润”是指利润表中未扣除利息，所得税之前的利润。它可以用净利润加所得税加利息费用来计算。“利息费用”在利润表中没有单独反映，而是混合在费用化的“财务费用”和资本化的“固定资产”“在建工程”中。为简单起见，通常直接用“财务费用”代替“利息费用”来粗略地计算。且分子中的利息为财务费用中的利息，分母中的利息不仅包括财务费用中的利息，也包括资本化利息。

已获利息倍数反映的是企业经营收益为所需支付的债务利息的多少倍。一般情况下，企业借债的目的是获得必要的经营资本，只有债务支付利息小于使用这笔钱所能赚取的利润时，企业才有举债经营的动机，否则得不偿失。因此，已获利息保障倍数至少要大于 1。要评价企业的长期偿债能力，还必须在同一企业的不同年度之间，同行业之间进行比较。所以，对于一个企业来说往往需要计算连续几个年度的已获利息保障倍数，这样才能进行正确的评价。通常需要选择一个指标最低的会计年度来估计长期偿债能力情况，因为企业不仅在经营好的年度要支付利息，而且在经营不好的年度也要支付相当的债务。比如有些企业在某个年度经营收益很大，已获利息保障倍数也可能很高，但不能说明会年年如此。因此，出于谨慎性考虑，采用指标最低年度的数据，保证了最低的偿债能力。

已获利息保障倍数反映的是利息受利润的保障程度。再从现金流角度对其完善，引人“现金利息保障倍数”，反映利息受企业经营净现金流的保障程度，在一定程度上避免了应计会计指标的缺陷。其计算公式为

现金利息保障倍数 = 经营活动现金净流量 / 利息费用

这一指标只是在已获利息保障倍数基础上加以了完善，两者的分析是差不多的，国外在此不再详细分析。

6. 到期债务本息偿付比率

所谓到期债务本息偿付比率，是指企业经营活动现金净流量与到期债务本息和的比率，其计算公式为

到期债务本息偿付比率 = 经营活动现金净流量 / 到期债务本金 + 现金利息支出 ×100%

这一指标反映的是企业即期债务偿付能力，用来衡量企业到期债务本金及利息受经营活动现金保障的程度。比率越大，说明企业偿还到期债务能力越强，如果比率小于 1，说明企业经营活动产生的现金不足以偿付到期债务本息，企业必须对外筹资或出售资产才能偿还债务。

现金债务总额比 = 经营活动现金净流量 / 负债总额

该指标也是反映企业风险性的一个动态指标，表面上看，该指标是反映还本能力的指标，但从本质上讲，用一年经营活动的现金流与债务总额比较也许更能够说明企业的付息能力，因此该指标如果比市场利率高，则说明公司有较好的付息能力。

（二）因素定性分析

1. 长期资产

将长期资产作为偿还长期债务的资产保障时，长期资产的计价和摊销方式对长期偿债能力的影响很大。资产负债表中的长期资产主要包括固定资产，长期投资和无形资产。固定资产、长期投资和无形资产的市场价值最能反映其资产偿债能力，而报表中采用的是历史成本计价法，虽然有成本与市场孰低计价方法来调整账面价值，然而只是在市场低于账面价值时调整，当市价高于账面价值时，出于稳健考虑，对于这一增值部分没有进行账面处理，长期资产的市场价值没有准确地反映在报表中。我们在用一些指标进行分析时，应该考虑到这些影响因素。

2. 获利能力

长期偿债能力与获利能力密切相关。企业能否有充足的现金流入偿还长期负债，在很大程度上取决于企业的获利能力。一般而言，获利能力越强，长期盈余增幅越大，越有助于增强企业长期偿债能力。企业在提高获利能力的同时，也必须重视偿债能力，盲目地追求获利能力，不考虑财务风险，可能会损害企业的长期偿债能力。维持合理的偿债能力，有利于利用债务资金，提高企业的盈利能力。偿债能力和获利能力是相互影响、相互作用的。

3. 债务结构

企业清算时清偿债务的一般顺序是：（1）应付未付的职工工资，应付福利费、劳动保险费等；（2）应交未交国家的税金；（3）一般债务。如果企业前两项债务占很大比重，债权人在评价该企业长期偿债能力时，就应在指标评价的基础上打一个折扣。

4. 承诺

企业在经营过程中，根据需要，常常要做出某些承诺，这种承诺可能会大量增加该企业的潜在负债或承诺义务。这种潜在负债或义务并没有通过资产负债表反映出来。因此，在进行长期偿债能力分析时，应根据报表附注及其他的相关资料等，判断承诺变成真实负债的可能性，判断承诺责任带来的潜在长期负债。

5. 或有事项

和分析短期偿债能力一样，分析长期偿债能力也应分析或有事项的影响。或有事项是过去的交易或事项形成的，其结果必须通过未来不确定事项的发生或不发生加以证实和确认。或有事项分为或有资产和或有负债。产生或有资产会提高企业的偿债能力，产生或有负债会降低企业的偿债能力。因此，在进行偿债能力分析时，应关注或有事项的报表附注披露，以考虑或有事项对偿债能力的潜在影响。

第二节　经营效率评价

一、经营效率评价概述

经营效率是指企业各项经济资源通过配置组合与相互作用而生成的推动企业运行的物质能量。它表现为企业占用或消耗的经济资源与其提供的产品数量的对比关系。在经济资源一定时，所提供的产品越多，或所提供的产品一定时，所需的经济资源越少，则企业的经营效率越高。在财务上，它是通过企业生产经营资金周转速度的有关指标反映出来的企业的经营效率，体现企业的经营管理水平。而企业的资金总是寓于相应的资产中，所以经营效率的评价，又可以称为企业资产管理能力的分析。资产管理，可以从考察它们营运的效率和效益方面进行分析。资产营运的效率主要指资产的周转率或者周转速度；而企业资产营运的效益则是指企业生产的产出额与资产占用额之间的比率。通过对企业资产营运的效率和效益指标的计算和分析，评价企业经营管理资产的水平，为企业后续提高经济效益指明方向。

一个企业，如果它的管理者水平较高，则可以运用手中有限的资产，产出较多的成果，而企业的资金也会在经过货币资金、存货资金、生产资金、成品资金的循环之后达到增值，从而使得企业不断膨胀，价值不断增长。由于企业价值增长的过程即是企业运用有限的资产产生出更多的资产，因而资产的营运效率对于一个企业至关重要。那么如何评价企业经营管理资产的水平？这里关键因素是必须设计出最能反映资产经营效率的评价指标，通过这些指标的计算和分析，能够比较客观地反映一个企业的资产营运水平以及为管理者以后管理资产提供建议。

企业资产经营效率的评价，或者说企业资产管理水平的分析主要包括以下几个方面。

（一）短期资产营运效率的分析

短期资产是企业一种很重要的资产形式，它是企业开展正常的生产经营活动的保障，也是企业短期偿债能力的最重要体现。般来讲，短期资产主要由存货、应收账款、货币资金等组成。反映企业短期资产营运效率的财务指标主要有存货周转率、应收账款周转率、营业周期、流动资产周转率。

（二）长期资产营运效率的分析

长期资产相对来说是一个企业总资产中最重要的组成部分，它是企业盈利能力的重要体现，是一个企业生存、发展、获利的最重要的保障。经营好企业的长期资产，对于提升企业自身的竞争力至关重要。那么如何分析一个企业长期资产营运效率？一般来说，反映长期资产经营效率的财务比率主要包括固定资产周转率、固定资产更新率以及无形资产利用效率。

二、经营效率评价指标

（一）存货营运效率分析

一般来讲，在企业流动资产中，存货所占的比重最大。所以存货的周转速度对于企业流动资产的周转率影响极大。它的流动性直接影响企业的流动比率，因此要特别注重分析一个企业的存货。

1. 存货周转率

存货周转率，又称存货利用率。它是衡量和评价企业购入存货、投入生产、销售收回等各环节管理状况的综合性指标，一般是销售成本与平均存货的比值，也可以称为存货的周转次数。用时间表示的存货周转率就是存货周转天数。其计算公式为

存货周转率= 销售成本 / 平均存货

平均存货=（期初存货余额+期末存货余额）/2

存货周转天数= 360/存货周转率

公式中的销售成本可以从损益表中得知，而期初和期末存货余额可以根据资产负债表得出。在运用以上公式时，需注意：如果某个公同生产经营活动具有很强的季节性，则在年度内，各季度的销售成本与存货都会有较大的变动幅度。因此平均存货应该按照季度或者月份来计算，然后再计算全年的平均存货。

2. 存货周转率的意义

存货周转率说明在一定时期内企业存货周转的次数，可以用来测试企业存货的变现速度，反映企业销售能力。一般来讲，存货周转速度越快，存货的周转水平就越高，流动性就越强，企业的营运资金占用在存货上就会越少，这样公司在同行业中就能保持优势。然而，存货周转率过高，也可能隐含着企业在管理方面存在一些问题。例如存货水平太低，甚至经常缺货，或者采购次数过于频繁，没有达到经济订货批量，等等。所以企业应该和

同行业中其他企业进行比较，分析和它们的共同点以及不同点，同时考虑自身的特点之后，保持一个比较合适的存货周转率。但是企业在和同行业企业进行比较时，应该注意：如果企业与企业之间对于存货计价所采取的会计政策不同，则它们之间的可比性就比较差。

存货周转率能够比较综合地反映出企业存货的管理水平，同时它也会影响企业短期偿债能力。作为企业管理者和报表分析者，除了要分析批量因素、季节性生产的变化等情况对于存货的影响外，还应该对于存货的构成进行细分。例如在工业企业中，可以分析原材料、在产品、产成品等各自在存货中的比重，从而从不同的角度和环节上找出存货管理中的问题，使得存货在保证企业生产连续性的同时，尽可能少占用经营资金，提高企业资金利用的效率，在保障企业偿债能力的同时，提高企业管理水平。

在分析存货周转率时，应注意应付账款、存货和应收账款之间的联动关系。一般来说，销售增加会拉动应收账款、存货和应付账款增加，不会引起周转率的明显变化。但当企业接受一个大的订单后，先要增加采购，然后推动存货和应付账款增加，最后才会引起销售收入上升，在这种情况下，销售没有使以前的存货周转速度减慢不是坏的现象；反之，预见到销售萎缩时，会减少采购，引起存货周转速度加快，这反而不是一件好事情。

必须注意的是存货周转率的分子一般使用销售成本，但在具体分析时，应视分析目的不同而有所不同，在分析流动性时，为说明存货的质量，可使用销售收入净额，在分解总资产周转率时，为系统分析影响因素，并能与其他指标分析口径保持一致，分子也应该使用销售收入净额。只有在评估存货经营效率和使用业绩时，一般才使用销售成本。

（二）应收账款营运效率分析

1. 应收账款周转率

应收账款和存货一样，在流动资产中占据举足轻重的地位。企业及时收回应收账款，不仅可以减少坏账损失，还可以增强短期偿债能力。

反映应收账款周转速度的指标是应收账款周转率，也就是一个会计年度内企业应收账款转为现金的平均次数。它是企业一定时期赊销收入净额与应收账款平均余额的比率。其计算公式如下：

应收账款周转率 = 赊销收入净额 / 应收账款平均余额

由于企业的财务报表不提供年赊销商品额的数据，所以在财务分析中我们一般用企业销售收入来替代。而销售收入数据可以从损益表中得到。应收账款是指扣除坏账准备后的应收账款，也包括应收票据在内，它等于资产负债表中期初应收账款（应收票据）与期末应收账款（应收票据）的平均余额。

在现实经济生活中，用应收账款周转天数来反映企业应收账款管理水平比较常见。其计算公式如下：

应收账款周转天数 =360/ 应收账款周转率

应收账款周转天数从本质上说就是销货方给予购买方的优惠条件，即允许顾客延期付款的天数，主要是为了吸引顾客，扩大销售。因此应收账款周转天数是否合理应结合企业事先制定的信用政策来确定。

影响应收账款周转率正确性的因素有季节性经营的企业使用这个指标时不能反映实际情况；大量使用分期收款结算方式或大量使用现金结算方式；年末销售大量增加或减少等。这些因素都会对该指标的计算结果产生较大的影响。

随着市场经济的发展，商业信用也得到越来越广泛的应用。越来越多的企业在销售时采用了赊销这一政策。因而应收账款也成为企业流动资产项重要组成。般而言，应收账款周转率越高，平均应收账款回收期就越短，说明企业催收账款的速度越快，这样可以减少坏账损失，使得企业资产的流动性得到增强，短期偿债能力提高，在一定程度上可以弥补企业流动比率低的不利因素。相反，如果一个企业应收账款周转率过低，则企业的营运资金会过多地呆滞在应收账款上，影响企业正常的资金周转，更严重的会导致企业资金链的断裂。作为企业管理者，对该指标进行分析计算，可以为应收账款管理提供指导，为企业制定信用政策提供重要依据；作为财务报表的使用者，可以将计算出来的该指标与企业前期、行业平均水平以及同行业类似企业进行对比，从而对企业应收账款营运能力做出比较客观的判断。

在分析应收账款周转率时，也应当注意应收账款与销售额、现金项目之间的联动关系。应收账款的起点是销售，终点是现金，正常的情况是销售增加引起应收账款增加，随后是现金和现金流量增加，而如果出现应收账款增加，但销售和现金却减少的状况，则可能是销售出了问题，促使企业放宽信用政策，因此对于应收账款周转率的分析也不是简单地分析其周转速度的问题，而应该与其他问题联系在一起进行分析。

2. 应收账款周转率的意义

在分析企业应收账款周转速度时，需要具体问题具体分析。由于影响应收账款回收期的因素较多，需分别对待和处理。（1）企业规模和经营特点。一般来讲，企业规模越大，它在行业中的地位就越重要，此时由于具有很强的优势，对于一般客户，它不会给予很宽松的信用政策。（2）客户特点。对于企业的长期客户、大客户以及信用好的客户，企业会给予比较诱人的信用政策，而对于一般客户，就不会享有如此诱人的政策。（3）行业产品。企业所处行业不同，生产的产品不同，也会造成账款回收期的差异。例如日用消费品的货款回收期就要比大型机器设备的货款回收期来得短。（4）资金利率情况。如果企业借款利率较高，它就会执行较紧的信用政策；同理，如果企业资金机会成本较高，也会趋向于缩短货款回收期。由于企业应收账款具有如下特点：即便账款收不回，它仍然会在账面上使企业呈现盈利现象，然而企业却还要为其支付增加的占用成本。这就会造成企业经营状况仍然良好的假象，所以企业应该尽量加快账款回收，制定好相应的收账政策。

（三）营业周期与现金周期

营业周期是指企业从取得存货开始到销售存货并收回货款为止这段时间，因而影响营业周期的就是企业存货周转期和应收账款的回收期。它是一个衡量企业短期资产营运能力的比较综合的财务指标。存货和应收账款都是单一的衡量企业短期资产营运能力的指标，但是营业周期不同，它能够综合存货和应收账款两方面要素，任何一方都会对它造成影响，同时我们也能够发现短期资产中存货和应收账款各自对于营业周期的影响程度，哪方面问题更大等等。其计算公式为

营业周期 = 存货周转天数 + 应收账款周转天数

在考察企业营业周期时，可以将上述数据与同行业进行对比，如果低于行业平均水平，再进一步分析问题是在存货方面还是在应收账款方面，便于以后改进。一般情况下，营业周期越短，说明资金周转速度越快，企业占用资金就越少；营业周期越长，说明资金周转速度越慢，企业占用资金就越多。

如果公司不使用商业信用赊购，营业周期就等价于现金周期，但在使用商业信用赊购的情况下，则

现金周期=营业周期－应付账款周转天数

=存货周转天数+应收账款周转天数-应付账款周转天数

现金周期其实揭示了存货、应收账款与应付账款之间的内在关系。周期越短，说明公司的经营效率越高，现金管理的能力越强；周期越长，说明公司越容易出现现金短缺的局面，经营效率也越低。需要指出的是，不同行业的不同企业间现金周期的差异较大，必须具体情况具体分析。

（四）流动资产周转率

流动资产周转率是企业销售收入与全部流动资产平均余额的比值，它反映企业全部流动资产的利用效率。其计算公式为

流动资产周转率= 销售收入 / 流动资产平均余额

流动资产平均余额=（期初存货余额+期末存货余额）/2

上式表明：增加销售收入、降低流动资产资金占用是提高流动资产周转速度的有效途径。提高销售收入，就要在提高产品质量和功能的同时提高产品售价，扩大市场销售数量；降低流动资产占用，就要加速组成流动资产的各项周转，降低存货、应收账款等的资金占用。

流动资产周转率指标可以揭示以下问题：

第一，流动资产实现销售的能力，即流动资产周转率越高，则实现的销售收入越多。因为

销售收入= 流动资产周转率 × 流动资产平均占用额

流动资产利润率= 销售利润率 × 流动资产周转率

第二，反映流动资产投资的节约与浪费情况。因为

流动资产节约或浪费额 = 分析期销售额 ×（分析期流动资产实际占用率 – 基期流动资产

实际或分析期流动资产计划占用率）

流动资产占用率 =1/ 流动资产周转率

其中正值表示浪费，负值表示节约。

流动资产周转率是衡量企业流动资产营运能力的一个综合性指标。流动资产周转速度快，就可以节约流动资金，等于相应扩大企业资金投入，提高企业盈利能力。而资金的节约又可以分为绝对节约和相对节约两种情况。流动资金绝对节约是指企业由于流动资产周转加快，因而可以从周转资金中拿出一部分支付给企业所有者或者债权人。资金的相对节约是指由于企业加快流动资产周转，等于在企业所有者没有新投入资金的情况下，扩大了企业的生产规模。由于流动资产周转率是个比较综合性的指标，因而在企业生产经营中任何一个环节上的工作得到改善，都会反映到周转天数的缩短上，因而它的应用相对比较普遍。

三、资产结构分析

资产负债表反映企业在某一特定时点的财务状况。更具体地说，资产负债表的左边资产方，反映企业实际控制的经济资源的数量及其结构，即企业的资产结构；而企业的资产结构揭示企业的经营能力能否被充分利用，因为只有当各类资产合理搭配时，才可能实现其最佳效用。

（一）资产的结构分析

1. 资产结构的定义及分类

由于总资产周转率 = 某资产周转率 × 该资产占总资产的结构，说明总资产周转速度的快慢一方面取决于资产自身的运用效率，另一方面与资产的结构相关，因此在进行效率性分析时，应进一步分析资产结构变化对营运能力的影响。

所谓资产结构，是指各类资产之间的比例关系，与资产的分类结构相适应，资产结构的种类也可以分为资产变现速度及价值转移结构、资产占用形态结构与资产占用期限结构。

所谓资产变现速度及价值转移结构，是指总资产中流动资产和非流动资产各自所占的比重及比例关系，其中非流动资产包括固定资产、无形资产、对外长期投资等。该结构反映了企业经营能力的大小及风险的大小。资产占用形态结构是指企业总资产中有形资产与无形资产各自所占的比重及比例关系，该结构不仅揭示了不同资产的实物存在性质，也能反映企业经营能力、收益能力及风险的大小。资产占用期限结构是指企业总资产中长短期资产各自所占的比重及比例关系，该结构不仅说明了资产流动性的强弱或周转速度的快慢，对资产价值的实现及风险也有一定的影响。

企业生产经营的成功与否，在很大程度上取决于它是否具有合理的资产结构。资产结构实际上反映了企业资产的流动性，它不仅关系企业的偿债能力，也会影响企业的获利能力，而且从一个企业资产结构能够看出企业管理者的经营风格。

流动资产主要由货币资金、存货、应收账款组成。如果货币资金所占的比重过高，就应当分析企业现金持有量是否合理，有无资金闲置现象，因为保存过多的现金，虽然可以降低企业经营风险，但是会降低企业的盈利水平。同样道理，如果在流动资产中，存货和应收账款过多，就会占用企业大量的资金，影响企业的资金周转，严重的话，会使企业资金链断裂，从而使得企业陷入危机。现实经济生活中，许多公司由于存货大量囤积，资金大多陷入应收账款，企业继续经营没有资金保障，从而纷纷破产。

在非流动资产组成中，主要有固定资产和无形资产。固定资产是一个企业长期盈利能力的保证，所以它在企业中占据举足轻重的地位。企业新添一项金额较高的固定资产，都需经过严格的可行性论证。因为一般情况下，如果一项金额较高的固定资产投资失败，会对企业造成长期影响，使得企业经过多年才能喘过气来；而如果一项固定资产投资成功，可以在很大程度上提高企业经营业绩。而随着经济的不断发展，无形资产在企业中占据越来越重要的位置。特别是在一些高科技行业，无形资产在企业所有资产中占据最高的比重，最典型的就是软件企业。在这类企业中，如何管理好无形资产是管理当局的重点所在，因为它直接影响企业盈利能力和发展能力。

2. 资产结构的定量分析

衡量企业资产结构常用的财务指标有以下两种。

（1）构成比率

流动资产构成比率= 流动资产合计数 / 资产总和×100%

非流动资产构成比率= 1-流动资产构成比率

其中非流动资产构成比率中主要研究固定资产的比率。企业需要综合考虑自己几年的流动资产构成比率以及同行业的流动资产的构成比率，从而做出比较明智的判断。

（2）流动资产与固定资产比率

流动资产与固定资产比率 = 流动资产总数 / 固定资产净值总数 ×100%

虽然流动资产盈利能力较差，但是它却可以缓解企业短期偿债压力，而固定资产虽然盈利能力较强，但是由于它的流动性较差，所以企业应该仔细分析自身和同行业的财务数据，从而决定公司未来在该财务比率上的大小。

除了简单的指标以外，资产结构的定量分析，通常是以资产负债表中的“资产总额"为基数来进行纵向分析的，即将资产的每一项目以占资产总额的百分比形式填列，形成资产的结构百分比列表。

资产结构百分比法把资产中为数众多的各明细项目的数额转化为简单的百分数，从而简单明了地揭示了资产中各项目和总额之间的关系。资产的结构百分比可以清楚地揭示企业不同类型的资产占总资产的比例，说明企业管理者对其所有的资源是如何运用的。通过与同行业企业比较并结合企业的战略特征，可以判断这种资产运用的合理性和适当性。通过分析不同时期企业资产结构的变化，可以分析企业经营上发生的变化。

在具体计算与分析的过程中，通常分别计算对比期和基期的资产结构百分比。通过分析这种比重的变动，可以更好地反映资产结构的详细变动情况，进而判断其对财务状况的影响。

除此之外，往往还在列示两期各项目百分比的同时，增设一栏反映两期的差异，以更明了地反映各项目的增减变动情况。

（二）资产结构的定性分析

企业资产结构状况直接决定了它的流动性和盈利性。不同的管理者，会在风险和收益之间选择不同的平衡点。一般来说，流动资产能够缓解企业短期偿债压力，减小企业危机；而长期资产更多的是提高企业未来盈利水平和发展水平。但由于长期资产流动性较差，所以它的风险相对较大。企业需要谨慎做出决定，以便在风险和收益之间做出权衡。然而在企业中，究竟是什么因素决定企业安排多少流动资产、多少非流动资产的呢？这就需要在考虑如下因素的情况下做出最优决策。

1. 风险和报酬

一般而言，持有大量的流动资产可以降低企业的风险。因为在企业出现偿债压力时，可以比较快速地将流动资产卖出去，转化为现金；但是对于非流动资产特别是固定资产就不是那么容易，因为它的变现能力较差。所以如果企业把资金较多地投资于流动资产，则风险较低。但是由于流动资产盈利能力较差，所以这样必然带来企业效益低下，投资报酬率低于行业水平，最终失去生存之道。因而这就决定了企业管理当局在选择资产组合时，应该认真权衡风险和报酬，以便做出最佳决策。

2. 经营规模对资产组合的影响

企业规模对资产组合也有重要影响。一般来讲，随着企业规模的不断扩大，流动资产的比重会相对降低。因为随着企业规模扩大，企业在社会上的影响力会越来越大，筹资能力会越来越强，在企业出现暂时性的财务危机时，它能够迅速筹集到资金，因而它能够承受较大的风险。在小企业中，由于对于固定资产消化能力比较低，所以相对应该少投入，而大企业由于实力雄厚，消化能力强，更多的是强调规模经济，所以持有的固定资产会更多一些。

3. 利率的变化

一般来讲，随着利率上升，企业为了减少利息支出，就会减少对于流动资产的投资，从而使得流动资产在总资产中的比重下降；相反随着利率下降，企业会增加对于流动资产的投资。因而企业的资产结构并不是固定不变，随着宏观经济的变化，它也是一个动态的过程。

综合考虑以上因素，所以企业在选择资产组合时，一定要结合自己的实际情况，在风险与收益之间选择适合自己的平衡点。

第三节　盈利性评价

一、盈利性评价的指标

考察企业经营业绩不能单纯分析企业利润额的实现情况，因为它是绝对额指标，受销售数量增减的影响。例如企业在经营管理中虽然存在着管理不善和损失浪费现象，利润数额也可能由于产销数量的扩大而增加。另外，利润额在不同企业之间往往缺乏可比性，经营管理差的大企业，很可能比经营管理好的同类型中小企业获得更多的利润。因此，在分析和考核盈利性指标时，应在分析利润额的基础上，再进一步比较分析企业的获利能力，才能比较全面地评价企业的经营业绩。

由于企业获得利润是以投入并耗费资源为代价的，只有把获得的利润与所付出的代价作对比，才能客观地反映企业的盈利性状况。将从以下四个方面进行分析。

（一）营业收入盈利水平衡量

营业收入可看作是企业一定期间内利润的来源，将收入与利润对比，可反映企业盈利水平的高低。反映营业收入盈利水平的指标主要有销售毛利率，销售利润率和销售净利率。

1. 销售毛利率

销售毛利率又称直接边际收入，是反映企业产品市场竞争能力的重要指标，它直接体现了企业每 1 元销售收入能获得的毛利额，也体现了销售收入对企业产品成本的补偿能力以及对企业净收入的贡献水平。

销售毛利率 = 销售毛利 / 销售收入

一般来讲，该指标越大，企业的销售能力越强，产品在市场上的竞争能力也就越强。但绝对不能简单地讲，本期的销售毛利率比上期低就不好，因为如果企业采取薄利多销的经营政策，适度降低产品的销售价格，使企业的销售规模不断上升，会使企业的利润总额有较大程度的提高，并且扩大了企业产品的市场占有率，但此时企业的销售毛利率却可能会有所下降，这正是企业产品市场价格竞争能力较强的实际表现。如果企业并未采用相应的销售政策，而销售毛利率下降，则应该引起充分的重视。

2. 销售利润率

销售利润率指标是企业的销售利润与销售收入的比率。

销售利润率 = 销售利润 / 销售收入

销售利润是指企业的销售收入扣除销售成本、销售税金、销售费用后的余额，但这是个相对传统的概念，而且在现行的损益表中，并不使用销售利润这一概念，而更多地采用营业利润的概念。此概念与销售利润概念不同，它是将销售收入扣除销售成本、销售税金后，再扣除全部企业的期间费用（包括销售费用、管理费用、财务费用）后的余额。虽然在计算时仍可以习惯地称其为销售利润率，但使用营业利润率概念更合理些。

在一般情况下，该比率越大，说明企业销售的盈利能力越强，也说明企业每1元的销售收入能为企业带来更多的销售利润。但这是个相对数指标，并不能说明本期销售利润总额的变动情况。有时企业销售不佳，销售利润下降，但其销售利润率却可能是上升的，所以要注意结合利润总额来分析销售利润率指标。另外，当企业采用薄利多销的经营方针时，其销售利润率同样会下降，但这并非说明企业财务状况不好。

3. 销售净利率

销售净利率指标反映的是企业销售收入能最终获取税后利润的能力。

销售净利率 = 净利润 / 销售收入

一般来讲，该指标越大，说明企业销售的盈利能力越强。一个企业如果能保持良好的持续增长的销售净利率，应该讲企业的财务状况是好的，但并不能绝对地讲销售净利率越大越好，还必须看企业的销售增长情况和净利润的变动情况。如果企业放弃销售规模和市场占有率，一味提高销售价格，也可能用较少的销售额换来较高的销售净利率，但这是没有价值的。相反，如果企业为了扩大产品销售和增加市场占有率，而主动降低售价，增加产品市场竞争能力，而使销售净利率适度下降，这是企业经营和财务政策调整的结果，并非企业财务状况不佳，获利能力下降。

以销售收入为基础的获利能力分析，并不是一种投入与产出的分析，而是属于一种产出与产出之间的比较分析，它还不能真正反映企业的获利能力，因为较高的销售利润率完全可以靠巨额资产和大量投资来维持。因此必须深入分析企业的资产利用效益和资本报酬水平的高低，才能真正辨明企业获利能力的强弱。

（二）营业支出盈利水平衡量

这是从经济资源耗费的角度，评价单位成本费用支出为企业创造的利润是多少。常用的有两个指标：成本利润率与成本费用利润率。

1. 成本利润率

成本利润率是企业一定期间的产品销售利润与产品销售成本的比率，其计算公式为

成本利润率 = 营业利润 / 营业成本 ×100%

该指标反映企业从事经营业务时，经过一定的成本耗费（投入）而为企业带来的经济效益（产出），成本利润率越高，说明每1元经营成本耗费为企业带来的经营收益越多。

2. 成本费用利润率

成本费用利润率是企业一定时期的利润总额同企业成本费用总额的比率。成本费用利润率表示企业为取得利润而付出的代价，从企业支出方面补充评价企业的收益能力。其计算公式为

成本费用利润率 = 利润总额 / 成本费用总额 ×100%

公式中，成本费用总额是指企业销售（营业）成本、销售（营业）费用、管理费用、财务费用之和。成本费用利润率是从企业内部管理等方面，对资本收益状况的进一步修正，通过企业收 益与支出直接比较，客观评价企业的获利能力。该指标从耗费角度补充评价企业收益状况，有利于促进企业加强内部管理，节约支出，提高经营效益。该指标越高，表明企业为取得收益所付出的代价越小，企业成本费用控制得越好，企业的获利能力越强。

（三）投资盈利水平衡量

投入企业的经济资源表现为企业的资产，它是企业生产经营的物质条件。所以，资产与利润的对比关系能够反映企业投资的盈利水平。常用的指标有总资产报酬率、净资产报酬率与资本收益率等。

1. 总资产收益率

总资产收益率是最为简单的衡量资产获利能力的指标，其计算公式为

总资产收益率 = 净收益 / 资产平均总额 ×100%

总资产收益率主要反映企业全部资产的综合利用效果，即企业利用其资产赚取利润的能力。该比率越高，说明为取得相同销售水平需要投入的资金越少，企业的获利水平越高；反之，则说明企业投入资金的盈利能力较低，或者可能是企业正在大规模地进行更新设备或添置设备。

2. 总资产报酬率

总资产报酬率是指企业定时期内获得的报酬总额与平均资产总额的比率。总资产报酬率表示企业包括净资产和负债在内的全部资产的总体获利能力，是评价企业资产运营效益的重要指标。其计算公式为

总资产报酬率 =（利润总额 + 利息支出）/ 平均资产总额 ×100%

公式中，利润总额是指企业实现的全部利润，包括企业当年营业利润、投资收益、补贴收入、营业外收支净额和所得税等项内容，如为亏损，以“-”号表示。利息支出是指企业在生产经营过程中实际支出的借款利息、债券利息等。平均资产总额是指企业资产总额年初数与年末数的平均值，即平均资产总额 =(资产总额年初数 + 资产总额年末数)/2。

总资产报酬率表示全部资产获取收益的水平，全面反映了企业的获利能力和投入产出状况。通过对该指标的深入分析，可以增强各方面对企业资产经营的关注，促进企业提高单位资产的收益水平。一般情况下，企业可据此指标与市场资本利率进行比较，如果该指标大于市场利率，则表明企业可以充分利用财务杠杆，进行负债经营，获取尽可能多的收益。该指标越高，表明企业投入产出的水平越高，企业的资产运营越有效。

3. 投资收益率

投资收益率是在上述总资产报酬率的基础上，进一步将范围缩小至企业长期资金的提供者，而将短期资金予以剔除。其计算公式为

投资收益率 =（利润总额 + 利息费用）/（长期负债平均余额 + 所有者权益平均余额）×100%

这一比率反映了企业向其长期资金提供者支付报酬及企业吸引未来资金提供者的能力，并表明企业是如何有效利用其现有资产的。

4. 净资产收益率

净资产收益率，又称权益净利率，是指企业一定时期内的净利润同平均净资产的比率。净资产收益率充分体现了投资者投入企业的自有资本获取净收益的能力，突出反映了投资与报酬的关系，是评价企业资本经营效益的核心指标。其计算公式为

$$净资产收益率=净利润/平均净资产\times 100\%$$

公式中，净利润是指企业的税后利润，即利润总额扣除应交所得税后的净额，是未作任何分配的数额，受各种政策等其他人为因素影响较少，能够比较客观、综合地反映企业的经济效益，准确体现投资者投入资本的获利能力。平均净资产是企业年初所有者权益同年末所有者权益的平均数，即平均净资产 =（所有者权益年初数 + 所有者权益年末数）/2。净资产包括实收资本、资本公积、盈余公积和未分配利润。

净资产收益率是评价企业自有资本及其积累获取报酬水平的最具综合性与代表性的指标，反映企业资本运营的综合效益。该指标通用性强，适应范围广，不受行业局限。在我国上市公司业绩综合排序中，该指标居于首位。通过对该指标的综合对比分析，可以看出企业获利能力在同行业中所处的地位，以及与同类企业的差异水平。一般认为，企业净资产收益率越高，企业自有资本获取收益的能力越强，运营效益越好，对企业投资人、债权人的保证程度越高。

5. 资本收益率

资本收益率是企业一定期间的税后利润与实收资本的比率。它反映了企业运用投资者投入资本获得收益的能力，其计算公式为

$$资本收益率=净利润/实收资本\times 100\%$$

资本收益率指标用于衡量企业运用所有者投入资本获取收益的能力，该比率越高，表明企业资本的利用效率越高，企业所有者投入资本的获利能力越强。

（四）股本盈利水平衡量

对股份制企业股本盈利状况的分析经常采用以下几个指标：普通股每股收益、市盈率、普通股每股股利、股利发放率等。

1. 普通股每股收益

每股收益是指净利润扣除优先股股息后的余额与发行在外的普通股的平均股数之比，它反映了每股发行在外的普通股所能分摊到的净收益额。其计算公式为

$$普通股每股收益额=（净利润-优先股股利）已发行在外的普通股平均股数$$

在计算时如果公司发行优先股，应先在净利润中扣除应付的优先股股利，才能得到普通股股东的实际收益。这个指标在股份制企业的财务分析中占有相当重要的地位，无论是普通股的股东还是潜在的投资者，都非常关心企业的利润情况，尤其是每股的收益情况。

普通股每股收益额是影响股票价格行情的一个重要财务指标。该比率反映了公司普通股每股获利能力的大小，它直接影响公司未来的股价。在其他因素不变的情况下，普通股每股收益额越大，说明企业的获利能力越强。

2. 市盈率

市盈率也称本益比，是指普通股每股市价与每股收益额的比率。其计算公式为

市盈率 = 普通股每股市价 / 普通股每股收益

市盈率反映投资者对该种股票每元利润所愿意支付的价格。它直接表现出投资人和市场对公司的评价和长远发展的信心。无论对企业管理当局还是市场投资人，这都是十分重要的财务指标。一般情况下，收益增长潜力较大的企业，其普通股的市盈率就比较高，收益增长潜力较小的企业，该比率就低。所以，市盈率是判断股票是否具有吸引力以及测算股票发行价格的重要参数。

3. 普通股每股股利

普通股每股股利是指每一普通股取得的现金股利额，是评价投资于普通股每股所得报酬的指标。其计算公式为

普通股每股股利 = 支付给普通股的现金股利 / 发行在外的普通股平均股数

潜在的股票投资人可以比较各个公司的每股股利，作为选择投资哪种股票的参考。

4. 股利发放率

股利发放率是普通股股利与每股收益的比值，反映普通股东从每股的全部获利中分到多少收益。其计算公式为

股利发放率 = 每股股利 / 每股收益 × 100%

公式中，每股股利是指实际发放给普通股东的股利总额与流通股数的比值。该指标反映了公司的净利润中有多少是用于向投资者支付股利的，同时也说明了公司的资金留存情况，公司股利发放率的大小直接影响公司的市场股价和资本结构，进而影响公司的获利能力。

5. 每股账面价值

每股账面价值 =（股东权益总额 – 优先股权益）/ 发行在外的普通股平均股数

每股账面价值反映了企业流通在外的每股普通股所代表的股东权益。

6. 市净率

市净率 = 普通股每股市价 / 普通股每股账面价值

市净率，也称净资产倍率，是普通股每股市场价格与每股账面价值的比例。市净率反映了普通股本身价值的大小，以及市场投资者对企业资产质量的评价。

7. 股票获利率

股票获利率 = 普通股每股股利 / 普通股每股市价

股票获利率，又称股利率，它反映了普通股每股股利与市场价格之间的比例关系。企业的股利率根据其股利政策和市场价格不同而不同。

二、收益与成本费用结构分析

对收益及成本费用进行的结构分析，主要是分析各项收益以及成本费用占营业收入的百分比，分析收益的结构是否合理，费用的发生是否合理。同时对收益、费用的各个项目进行分析，看各个项目的增减变动趋势。虽然这并不是直接分析企业的盈利性大小，但可以据此确定对企业盈利性产生影响的重要因素，并在此基础上进一步分析盈利能力的高低。还可以据此判定公司的管理水平和财务状况，预测公司的发展前景。

（一）利润构成分析

利润是企业定时期生产经营活动的最终成果。企业利润由经常性收益、非经常性收益、营业外收支净额三大部分组成，不同的利润来源及其各自在利润总额中所占比重，往往能反映企业不同的经营业绩和经营风险。

1. 经常性收益

这是指企业在生产经营活动中创造的营业利润，它直接客观地反映出企业的经营业绩，代表了企业的总体经营管理水平和效果。营业利润又由主营业务利润和其他业务利润构成，并扣除管理费用、财务费用、营业费用等期间费用。新会计准则不要求企业进一步反映主营业务利润和其他业务利润。

经营业务利润这是企业销售产品或提供劳务而取得的利润。每个企业的经营活动都是紧紧围绕着自己的主业来展开，由主业产生的利润理应在利润总额中占较大比重，即主营业务利润应是企业利润形成的主要来源，才能说明企业的经营业绩好，盈利水平高。企业主营业务利润的大小直接与企业的销售收入的高低、成本费用控制的严格程度密切相关。一般情况下，企业主营业务利润大，可以说明企业在两方面取得了成绩：一是企业产品销售状况良好，具有一定的销售规模和市场占有率，主营业绩突出；二是企业直接成本费用控制合理。一个企业不能严格控制成本，降低各项费用，即便有再高的主营业务收入，也会被成本费用所侵蚀，形不成较高的主营业务利润。所以较高的利润取决于企业扩大销售规模和严格的成本费用控制。如果一个企业的主营业务利润较小甚至亏损，企业应从自身的生产规模、销售规模、成本费用控制上找原因，只有找准原因，才能采取相应措施，改变亏损局面，提高经营业务利润。

在分析营业利润时，还应对营业利润产生较大影响的期间费用进行分析。期间费用主要包括财务费用、管理费用及销售费用。以管理费用为例，其核算的项目很多，包括管理性费用如办公费、业务招待费等，发展性费用如职工教育经费、研发费等，保护性费用如保险费、坏账损失等，不良性费用如流动资产的盘亏等。不少企业由于管理费用开支太大，造成营业利润的大幅下降。企业要取得较高的营业利润，就要合理控制管理费用，即在四项费用中，对管理性费用应严格控制，对不良性费用应杜绝发生，对发展性和保护性费用要合理开支。

对营业利润的分析，不能只看一年的数据，而应结合企业几年的利润指标，看其每年的增长情况，如果企业连续几年保持较高的主营业务收入增长率、主营业务利润增长率、其他业务利润增长率，则基本上可以认定该企业盈利能力强。同时，对营业利润的分析不能只看利润单个绝对指标，而应计算利润与其他相关项目比值，如计算总资产报酬率、销售利润率、净资产收益率等，一般来说，这些指标越高，企业的总体盈利能力越强。

2. 非经常性收益

非经常性收益主要包括资产减值损失、公允价值变动净损益和投资净收益。其中资产减值损失核算企业依据企业会计准则计提的各项资产减值准备所形成的损失。针对该项目还应当关注报表附注中的企业资产减值明细表，明确其构成，评价每项资产减值准备的计提是否充分，是否存在企业计提不足或过度计提的状况，并且与历史资产减值状况对比，观察减值准备的异常变化，是否企业应用资产减值来调节利润。公允价值变动净损益是指用公允价值计价的项目其期末公允价值调整账面价值时两者之间形成的差额。针对该项目分析时，关键是注意企业获取的相关资产的公允价值是否合理，是否将不适合使用公允价值计量的资产或负债划分为此类，企业在出售相关资产或偿付相关负债后，前期发生的公允价值变动损益是否计入了投资收益。而投资净收益是企业对外投资如债券投资、股票投资中取得的收益。债券投资，风险相对较小，收益相对较低但较稳定；股票投资，特别是短期股票投资，风险较高，收益也较高但不稳定，会给企业带来较大的风险。当一个企业的投资收益成为利润主要来源，即在利润中占较大比重，则意味着企业潜伏着较大风险，因为企业花费了主要人力、财力、精力去精心经营的主业，其取得的利润还不能高于对外投资取得的收益，这是值得企业深思的问题。作为企业，经营目标不能也不应该立足于冒着极大风险去追求最大收益，但是企业也不能因为有风险而放弃投资。从财务管理角度看，任何经营都应以相对较低风险取得相对较高收益，这就要求企业的对外投资应从量和质两个方面把关。量，即对外投资总量要适度，应根据投资报酬、经营目标、市场规模产业政策、筹资能力、自身素质等确定合理的投资规模；质，即对外投资应控制风险，提高收益。这就需要权衡投资的收益和风险关系，进行组合投资，以提高投资收益，分散和弱化投资风险。上述三项内容都称为非经常性收益，足以说明其可预测性与可持续性都比不上经常性的收益。

3. 营业外收支净额

这是企业在非生产经营中取得的所得，如固定资产出售、盘盈，罚款收入、补贴收入等，带有很大的偶然性。收支净额大，可以增加企业的总利润，但不能说明企业的经营业绩好，相反，收支净额为负数时，则应引起管理者的重视，分析造成的原因，如果主要是固定资产盘亏、企业经营中因违约支付赔偿金和违约金造成的，那么，管理者应采取相应措施，加强管理，杜绝不必要的损失发生。

对利润构成进行分析，不仅有利于管理者看到自身取得的成绩，更重要的是让管理者发现企业存在的问题，并找到问题的根源，在此基础上加强企业筹资、投资、营运资金、营销活动的管理，真正做到在各个环节降低成本，化解风险，提高利润，实现企业价值最大化。

（二）成本费用分析

1. 销售成本率分析

（1）销售成本率是企业一定时期的销售总成本与销售收入的比例，说明企业每 1 元销售收入中，必须有多大的比例用来弥补其销售成本。一般来讲，这个比例越低，说明企业销售收入中的成本含量越低，企业销售成本的盈利能力越强。企业的成本控制水平高，产品的市场竞争能力强。但如果企业采用降低售价和扩大销售的经营方针，可能会使企业销售成本率有所上升，但企业弥补成本后的总利润是上升的，这样的销售成本率上升并非坏事。

（2）销售成本率中的成本概念有狭义和广义之分，使该指标的计算形成两种方法。一种讲的销售成本率是用狭义概念计算的，即将实际销售产品的库存成本与销售收入相比，该计算指标反映了产品直接制造成本占销售收入的比率，是企业不可避免成本的体现，该比例变动与销售量没有直接关系。如采用广义的成本概念计算，即将销售产品的库存成本加上本期的期间费用与销售收入相比，该计算指标反映企业经营成本与销售收入的关系，体现了期间费用对企业产品盈利能力的影响。由于期间费用在一定时期内是相对稳定的，所以该计算比率的变动与企业当期的销量具有直接的联系，销量上升时，用广义成本概念计算的销售成本率将有较大幅度的提高，更能反映企业成本费用管理水平的高低。企业应根据自身的特点和分析的要求，选用不同的分析指标，但是要保持前后比较口径的统一。

（3）该指标的正确性直接受成本计价和不同计量方法的影响。企业销售成本的形成有一个较长的过程，其中某一环节计价或计量不实都会使该指标发生波动。如为了特定的目的而人为地多计或少计成本及有关费用，就会引起销售成本发生变化。在企业供产销过程中改变存货计量方法，如将原来的先进先出法改为后进先出法等，都会直接对本期销售成本发生影响，并使销售成本率指标发生较大波动。所以，在进行该指标分析时要特别注意。

（4）销售成本率分析可以与企业的销售利润率和资产利润率等指标结合起来分析，将销售成本插入有关的综合性指标，便能掌握销售成本变动对其的影响程度。如将销售成本插入销售利润率指标，则

$$销售利润率=\frac{销售利润}{销售收入}=\frac{销售利润}{销售成本}\times\frac{销售成本}{销售收入}$$

$$=销售成本利润率\times销售成本率$$

可见，企业的销售利润率受到销售成本利润率和销售成本率两个因素的双重影响。但销售成本率是个反指标，不是越大越好，而是越小越好，故要与前期或同行业比较，分析其变动程度，如果销售成本利润率上升幅度大于销售成本率上升幅度，就是有利变动。

2. 成本产值率分析

（1）成本产值率是企业一定时期的产值总额与经营成本的比率。其计算公式为

$$成本产值率 = 总产值额 / 经营成本$$

上式中的经营成本包括企业一定时期的完工商品成本和期间费用总和。该指标反映了企业经营成本创造产值的能力，是反映企业成本资金耗用和利用水平的综合指标之一，是一个投入和产出的对比分析指标。从生产角度看，该指标越大越好，说明企业能以最低的消耗来创造最大的产出，企业有较好的生产能力和成本费用控制能力。但如果企业生产的是滞销产品，那么再高的产值率也是无意义的。

（2）分析该指标时，其总产值额应采用不变价格计算，才能确保各期指标的可比性。同时还应该将该指标的本期实际数与上期计划数，和同行业的平均水平、较好水平等进行比较，以便检查企业成本产值计划的完成情况和与上期相比的改进程度，把握本企业的成本产出水平在同行业中所处的地位。同时应注意，不要只看一时或一事，应长期和连续地对企业的投入和产出水平进行分析研究，才能真正了解它们的变化规律和变动原因。

3. 成本变动率分析

（1）成本变动率的计算主要有按总成本计算和按单位成本计算两种方法。

$$单位变动成本率=\frac{本期某产品单位成本}{上期某产品单位成本}$$

$$总成本变动率=\frac{\Sigma（本期各产品产量\times本期单位成本）}{\Sigma（本期各产品产量\times上期单位成本）}$$

上述总成本变动率说明了企业本期生产的各种产品的总成本比上期总成本的增长或节约程度。但这只说明了总成本的变化，却无法了解各项具体产品（特别是主要产品）的成本变动情况，因此必须另外计算单位产品成本变动率。这两个指标是相互联系和互为补偿的，有时企业的总成本变化是节约的，但某项单位成本却是超支的，而有时情况正好相反。

（2）成本变动率指标反映了企业一定时期成本水平的上升或下降，体现了企业成本管理水平的高低。由于是用本期比上期，故该指标应该是越低越好，说明企业本期的成本耗费有所下降，成本控制能力有所提高。特别是主要产品的成本变动率指标，对于企业本期的产品定价和市场竞争能力等都具有重大影响，最低的成本消耗是其产品能在市场上立于不败之地的重要因素。一个能确保成本变动率持续下降的企业，只有销售正常，财务状况一般总是良好的。

（3）在做成本变动率指标分析时，要注意其指标计算的口径一致和可比性。首先，产品的工艺和技术要求是相同的，即并非新老产品的比较，而是两种相同产品比较。其次，用于比较的产品质量是相同的，要在确保产品质量要求的前提下，通过有效的成本管理和费用控制来达到成本降低的目的，不能为了降低成本获取更高利润，而用以次充好和假冒伪劣的方法来降低成本。最后，成本变动率的计算可以只对企业的生产成本进行分析，也可以包括全部成本和费用，用经营总成本的概念来计算。如何计算要视分析要求而定。

4. 成本构成分析

（1）企业成本费用分析的内容主要是产品成本和期间费用两项。产品成本的构成主要是直接材料、直接人工和制造费用三项，期间费用的构成主要有管理费用、销售费用和财务费用三项。上述成本变动率指标虽然能使我们了解成本的变动程度，但却不能知晓成本或费用中的哪些内容发生了变动及它们的变动程度。成本构成分析就是对成本变动的具体内容加以分析，不但要说明这些成本项目的变动程度，还要分析其变动的原因。

（2）对大多数产品来讲，直接材料在产品成本中的比重较大，它主要有构成产品实体的原材料和有助于产品形成的辅助材料等。当企业产品成本发生变化时，要分析是哪些成本项目发生了变化，在整个成本构成中，哪些部分变化大，哪些部分变化小。这就要求首先分析各成本项目的结构比例，再分析引起变化的原因。

（3）企业的期间费用是企业经营成本中的一项重要组成部分，这些费用的绝大部分属于固定费用性质，与企业的业务量没有直接关联，企业应通过严格的预算制度来实施控制。但企业仍应定期编制管理费用等的结构分析表，如将管理费用的具体变动项目进行结构和金额的对比分析，分析各项目占总费用的比重，本期为什么会发生较大变化。有时总费用是节约的，看似管理控制水平不错，但细致分析便会发现，其中某项项目却大大超支，这时必须分析查明是哪些事项引起的，超支程度有多大，应由什么部门和谁来对此负责。期间费用中也有一部分是与业务量相关的，如销售费用中的运输费、包装费和其他物料消耗等，应编制变动预算，分析时将实际数与预算数进行比较。对销售费用等期间费用可以采用水平分析法和垂直分析法，将较长一段时间内的费用发生额进行比较，反映其差异及其产生的原因。

5. 成本费用利润率分析

（1）成本费用利润率是将企业一定时期利润额除以成本费用总额的比例。其公式为

成本费用利润率 = 利润总额或净利润 / 成本费用总额

该指标反映了一定时期成本费用耗用对企业利润的盈利能力。成本费用是企业资产的耗费，是一种投入量指标，而利润是经营所得，是产出量指标，两者相比说明了企业每 1 元成本费用耗用能为其创造多大的收益。一般来讲，该指标是越大越好，反映了企业能用较少的成本费用获取较大的利润收益。总体上讲，该指标较大，则企业的经营和财务管理水平较高，产品也有较强的市场竞争能力。

（2）该指标的计算有多种变化形式，其分子可用企业一定时期的利润总额，也可用净利润，分母可用企业一定时期的成本费用总额，也可以用产品成本总额，而不包括期间费用。各种计算方法都有其特殊意义，并提供了不同的分析信息，关键看其分析目的是什么。如果仅从指标本身来讲，分子采用利润总额更合理，因为净利润含有各种非正常经营业务所引起的损益及税金，这些均与企业成本费用的耗费没有直接的关系，放在一起分析在一定程度上会歪曲成本费用的实际盈利能力，人为地过高或过低地评价企业成本费用的利用水平。分母可采用产品成本或全部经营成本两种不同的计算方法，产生两种不同意义的分析指标，分别表示产品成本和全部经营成本的盈利能力。

（3）该指标只能说明本期投入成本与获得利润之间的关系，但本期成本的盈利能力是否比上期有所提高，就要与上期的成本利润率进行比较才能做出正确判断。为了了解本企

业的成本利用水平在同行业中所处的地位，还要与同行业的平均和先进水平进行比较。但这种分析也只能了解成本利润率的变化程度，不能了解企业投入成本变动与利润增长变动之间的对应关系，要分析这一点，就要计算成本利润变动的相关系数。

成本利润变动相关系数 = 利润增长率 / 成本增长率

三、影响盈利性的因素分析

获取利润是企业持续、稳定发展的前提。企业只有在不断地取得利润的前提下，才有可能获得持续、稳定的发展。通过对影响企业盈利性的因素进行分析，可以促使企业合理经营，节约耗费，降低成本，为实现更好的利润创造条件，在激烈的市场竞争中求得持续、稳定的发展。下面通过一个例子来对影响盈利性的因素进行分析与说明。

（一）盈利能力分析

把销售利润同销售成本销售收入、资本金、资产等指标结合起来，可形成从不同的角度观察和判断企业盈利能力的指标。其中

产品销售利润率 = 产品销售利润 / 产品销售收入 ×100%

该指标反映了产品销售业务活动的获利能力。从上式可以看出，销售利润额与销售利润率成正比，而销售收入与销售利润率成反比。因此，一个企业在增加产品销售收入额的同时，必须相应地获得更多的利润，才能提高企业的盈利水平，创造最佳经济效益。下面我们以某企业产品销售情况为例进行影响因素分析，资料如表 5-1 所示。

表 5–1　A 企业产品销售情况

产品	销售数量		单位价格		单位成本		单位费用		单位税金		销售收入		销售利润	
	上年	本年	上年	本年	上年	本年	上年	本年	上年	本年	上年	本年	上年	本年
A	1 000	500	100	120	60	65	5	5	5	6	100 000	60 000	30 000	22 000
B	500	1 500	100	100	70	60	6	6	4	8	50 000	150 000	10 000	39 000
合计	1500	2 000	200	220	130	125	11	11	9	14	150 000	210 000	40 000	61 000

将表 5-1 中的数据代入上式中，求出本年度销售利润率变动额：

本年度销售利润额 =61 000(元)

上年度销售利润额 =40 000(元)

计算结果表明，本年度销售利润额比上年度提高了 21 000 元。

本年度销售利润率 =(61 000/210 000) × 100%=29.05%

上年度销售利润率 =(40 000/150 000) × 100%=26.67%

本年度产品销售利润率一上年度产品销售利润率 =29.05% –26.67%=2.38%

计算结果表明，本年度销售利润率比上年度提高了 2.38%。

（二）影响因素分析

由于销售利润是企业经常性的收益，因此影响销售利润变动的因素，也是影响企业盈利性的主要因素。具体来说，影响利润的因素包括销量（只影响绝对数，不影响相对数）、销售品种结构、销售价格、销售成本与费用、销售税率。

1. 影响销售利润的因素分析

假设除品种结构外，各因素均和上年相同，以本年销售量为基础，分别求出销售收入、销售费用、销售成本、销售税金、销售利润。计算结果如表 5-2 所示。

表 5–2　本年实际销售情况

产品	销售收入		销售成本		销售费用		销售税金		销售利润	
	按上年价格计算	实际数	按上年成本计算	实际数	按上年费用计算	实际数	按上年税金计算	实际数	按上年价格成本费用税金计算	本年
A	50000	60000	30000	32500	2500	2500	2500	3000	15000	22000
B	150000	150000	105000	90000	9000	9000	6000	12000	30000	39000
合计	200000	210000	135000	122500	11500	11500	8500	15000	45000	61000

（1）由于销量变化影响利润

40000×（200000/150000–1）=13333（元）

（2）由于品种结构变化影响利润

45000–40000×200000/150000=–8333（元）

（3）由于成本变化影响利润

500×（65–60）+1500×（60–70）=–12500 元，或者说本年销售产品按上年成本计算的总成本为 135000 元，实际销售总成本为 122500 元。总成本降低 12500 元，利润增加 12500 元。

（4）由于单价变化影响利润

500×（120–100）+1500×（100–100）=10000 元，或者说销售量按上年价格计算的销售收入为 200000 元，而实际销售收入为 210000 元。

因为价格的变动，使销售收入增加了 10000 元，排除税率因素，使利润也增加了 10000 元。

（5）由于税率变化影响利润

500×（6–5）+1500×（8–4）=+6500 元，或者说本年销售量按上年税金计算的销售税金为 8500 元，实际销售税金为 15000 元。税金的变动（其中包括价格因素）使利润减少了 6500 元。

五个因素共同影响的结果为：13333–8333+12500+10000–6500=21000（元）。

2. 影响销售利润率的因素分析

（1）销售产品结构变动影响。将表 5–2 中按上年价格、上年成本、上年费用、上年税金计算的利润与按上年价格计算的销售收入相比，计算的销售收入利润率，即为本年销售产品结构变动，而其他因素与上年相同的利润率为（45000/200000）× 100%=22.5%，它同上年销售收入利润率相比的差异，反映着销售产品结构变动的影响。上面我们已经计算出了上年的利润率为 26.67%，所以 22.5%–26.67%=–4.17%，即由于品种结构的变动，使产品销售利润率降低 4.17%。

（2）销售成本变动影响。由于总成本降低 12500 元，这时的销售利润率为 [（45000+12500）/210000] × 100%=28.75%，因此成本变动对销售利润率的影响为 28.75%–22.5%=6.25%，即产品成本变动使销售利润率提高了 6.25%。

（3）销售价格变动影响。因为价格变动使销售额增长了 10000 元（不考虑税率变动因素），这时的销售利润率为：[（45000+10000+12500）/210000] × 100%=32.14%，因此价格变动对销售利润率的影响为：32.14%–28.75%=3.39%，即由于价格提高，使利润率增长了 3.39%。

（4）销售费用未发生变动，所以影响程度为零。

（5）销售税金变动影响。由于税金的变动，使利润减少了 6500 元，这时的销售利润率为：[（45000+10000+12500–6500）/210000] × 100%=29.05%，因此销售税金变动对销售利润率的影响为 29.05%–32.14%=–3.09%，即由于销售税金的变动，使销售利润率降低 3.09%。

将上述影响产品销售利润率的因素汇总列入表 5–3。

表 5–3　影响产品销售利润率的因素汇总

影响因素	影响程度 / %
销售产品结构变动	–4.17
销售成本变动	6.25
销售费用变动	0
销售价格变动	3.39
销售税金变动	–3.09
合计	2.38

从汇总表分析结果可以看到，本期销售利润率比上年提高 2.38%。分析其原因是因为 A 产品价格比上年度提高了，占总成本比重较大的 B 产品单位成本的降低使总成本降低了，这两项因素的影响使本年度销售利润率提高 9.64%。但是由于盈利水平较高的 A 产品销售比重的下降、品种结构变动的影响，使得产品销售利润率比上年度下降。销售税率的变动使得产品销售利润减少，从而降低了销售利润率。这两项因素的影响使销售利润率下降 7.26%。受上述四项因素的共同影响，本年度销售利润率提高 2.38%。通过上述综合分析，反映出产品品种结构和成本的变动对企业盈利能力影响最大。特别是高盈利水平的 A 产品销售量大幅度下降的原因，企业应该进一步分析以做出正确的决策，采取合理的经营措施，提高该产品的市场占有率，从而增加企业的盈利。

第四节　成长性评价

一、成长性评价的框架

企业是营利性组织，其出发点和归宿都是为了获利。企业一旦成立，就会面临竞争，并始终处于生存和倒闭的矛盾之中。企业必须生存下去才能获利。而要生存和获利，就必须不断发展、不断壮大，具有较强的成长性。企业的成长性，是企业通过自身的生产经营活动，不断扩大积累而形成的发展潜能。企业成长性主要可以分为两部分：自我成长性。即企业依靠自身生产经营、实现利润等内部筹资来推动企业不断发展；外源筹资发展。即企业向外界借款、发行债券、股票来筹集资金，从而为企业发展提供动力。一般来讲，持续的成长性的形成主要依托于企业不断增长的销售收入、企业降低开支而节约的资金和企业创造的利润。一个企业可能有很强的盈利能力，但如果把所有利润通过各种形式转化为消费，不注意企业的资本积累，那么，即使这个企业效益指标很高，也不能说这个企业的成长性强。特别是在我国目前国有企业经营管理中，一些企业的管理者短期行为相当严重，忽视企业的长期发展。所以，在一般的企业绩效评价中，都将成长性状况作为考核指标之一，就显得十分必要。从宏观角度讲，它可以促进国有经济总量的不断增长；从微观角度讲，它可以促使企业经营者重视企业的持续经营和经济实力的不断增强，提高企业的质量。正因为有此约束，所以企业在发展过程中，管理当局就会重视企业经营成果的积累，考虑后续发展需要，从而促使企业持续健康地发展。然而在分析企业成长性时，究竟以什么财务指标作为评价与考察的依据？其框架如何建立？都是值得研究的。

一般而言，在企业成长性中，最重要的也是最首要的是企业的销售增长率。企业只有在取得持续的销售增长的情况下，才有可能带来权益、资产的不断增长，从而促使企业不断发展。在企业每年销售收入不断增长、销售利润不断提高的情况下，如果企业管理当局都把利润分配了，而不积累资金，则企业后续发展后劲不足。所以管理者应该保留一定比例的利润，为企业以后发展注入资金。对于企业，在搞好生产经营的同时还应该承担一定的社会责任。所以在评价一个企业成长性的时候，还应该注重它对社会的贡献。如果一个企业在连续的几年中，销售收入的确每年保持快速增长，但是却给社会带来包袱，比如造成环境污染产品质量不合格等一系列问题，则说这种企业的成长性也是比较差的。

所以在分析评价企业成长性的时候，在构建企业成长性分析框架的时候，不仅要看它的销售增长率，还有它的权益、资产净利及股利增长率情况。与此同时，另外一个不可忽视的指标就是企业的社会责任。综合这些方面，才能对企业的成长性做出恰当的评价。在采用这一框架对企业成长性进行分析时，应该注意由于不同企业所采取的发展策略不同，所以在分析时应该分开考虑。例如有的企业采取的是外向规模增长的政策，即进行大规模的兼并收购活动，使得公司资产在短期内得到迅速膨胀，但是并不一定带来销售以及净利润的迅速增长，这一类的企业成长性分析则应该侧重于资产增长上；相反，有些企业采取内部优化型的增长策略，即在现有公司资产规模上，充分挖掘内部潜力，提高研发能力，加速产品更新换代，提高市场占有率，扩大销售规模并实施成本战略，这一类企业成长性分析则侧重于销售增长率和收益增长率。同时在采取这一分析框架时，还应该与企业所处周期结合起来。因为处于不同周期的企业上述各个指标代表不同的成长性。

二、成长性评价的指标

在企业发展过程中，销售增长率、股东权益增长率、资产增长率、收益增长率、股利增长率等指标，分别从不同角度来衡量企业的成长性。而在实际应用过程中，不能孤立地考察各个指标，因为上述各个指标之间是相互影响、相互联系的。所以应该综合考虑，把它们相互串联起来，才能正确评价企业的成长性。

（一）成长性的指标分析

1. 销售增长率分析

企业收入的主要来源就是销售收入，而且销售收入也是一个企业价值增值的源泉。所以管理者应该采取各种措施，来保持企业销售收入的稳步增长。比如企业可以不断开拓新的市场，拓展营销渠道，不断提高产品市场占有率；企业还可以扩大研发投入，不断开发新的产品，丰富自己的产品品种，争取到多类消费者。只有在销售收入不断得到提高的前提下，才能促进企业的进一步发展。

2. 股东权益增长率（资本积累率）分析

企业资产的一个主要来源就是股东投入。要说服股东投入资产，必须保证股东投入的资产不断得到增值保值。而股东权益增长有两个来源：一个就是来源于净利润，而净利润又是主要来源于企业主营业务利润，主营业务利润又是取决于企业销售收入的；另一个就是股东本身再次投入资金。而要股东投入资金，只有在企业具有增长潜力的情况下才有可能。

3. 资产增长率分析

企业资产是取得产品、实现销售收入的保障。要实现销售收入的增长，在企业资产使用效率一定的情况下，必须扩大资产规模。而要扩大资产规模，资金的一个来源就是股东权益的增长，即净利润和净投资增长。

4. 收益增长率分析

企业收益的增长主要表现为净利润的增长。而对于一个持续增长的企业来说，净利润增长体现在主营业务利润上。而主营业务利润又由销售收入产生。

5. 股利增长率分析

企业净利的增长固然能反映归属于股东财富的增加，但由于利润是权责发生制的产物，不代表现实财富，因此在反映公司成长性时也应该反映股利增长率，以反映股东现实财富的变化。

（二）分析中应注意的问题

第一，在分析中应注意各个财务指标之间的联动关系。

首先，看销售增长率和股东权益增长率、净利润之间的关系。股东权益增长率呈现逐年上升的趋势，最终超过销售增长率，但是由于净利润增长率逐年下降，所以单靠净利润作为股东权益的增加还远远不够，这其中必然有股东新投入资本，否则股东权益增长率就不会逐年上升。其次，资产增长率和股东权益增长率之间的关系。由于股东权益总的增加额小于资产每年增加额，所以企业必然需要通过债权融资来弥补这个空缺，但是由于股东权益呈现逐年上升，所以企业这几年债权融资越来越少，这样可以减轻企业债务负担。最后，分析销售增长率和销售净利润增长率之间的关系。由于销售增长率保持一个较高的增长比率，而企业销售净利润增长率却是呈现逐年下滑，从这对财务指标中我们可以发现企业存在一个比较严重的问题，就是销售成本逐年上升，而且上升势头很猛。企业管理者应该实行成本战略，把销售成本降下来，这样才能使得企业保持旺盛的生命力。

第二，在分析中应注意进一步分析发展均衡与稳健的态势。

上述增长率的分析指标仅使用近两期的数据，有可能因使用的两期数据正处于高速发展最快或最慢的年份，从而对公司的发展速度做出错误的评价。为进一步说明公司的平均发展速度，可针对上述驱动因素计算三期（五期）平均增长率，其计算公式为

$$三期平均增长率=（R_3/R_0）^{1/3}-1$$

式中 R 代表驱动企业价值变化的相关因素。

第三，在分析中应补充说明资产质量。

为进一步说明公司的发展速度，可补充说明资产的质量，因为精良的装备以及先进的技术都是公司发展所必需的要素，资产质量涉及的指标一般包括固定资产成新率和技术投入比率，其中固定资产成新率＝平均固定资产净值 / 平均固定资产原值，该指标越高，表明固定资产越新，维持发展的时间越长。技术投入比率＝研发费用 / 营业收入，该指标越高，表明新技术的投入越大，转化为现实的生产能力越强，可以支撑更快的发展速度。

第五节　现金流量状况评价

一、现金流量表概述

现金流量表揭示在一定时期企业的现金流动状况及结余状况。如果做一个比喻的话，现金流量表是透视企业血液流动的会计报表。有句谚语说得好：没有利润是痛苦的，但没有现金流则是致命的。现金流量表能够告诉我们，在满足了同一时期所有现金费用支出后，企业究竟创造了多少超额的现金。这一现金净额可以用于追加的现金费用，比如追加的债务偿付等。

如果一定时期中现金净额为负值，说明企业为满足本期现金费用支出的需要，动用了以前各期积累的现金储备。如果这一趋势不能扭转的话，最终企业的现金将被耗尽。

（一）现金流量表的格式与内容

同资产负债表和利润表一样，现金流量表也有一定的结构。现金流量表分主表和补充资料两部分。主表按照经营活动、投资活动和筹资活动的顺序报告企业的现金流量。此外，现金流量表还包括一个补充资料。

企业编制现金流量表有两种格式：直接法和间接法。两种方法的主要差异体现在报告经营活动现金流量的方式不同。在直接法下，直接分项目列示来自经营活动的现金流入和流出。在间接法下，通过对净利润进行调整来获得经营现金流量的信息。由于间接法将现金流量表与企业的利润表和资产负债表联系起来，所以很多分析者认为间接法更为有用。因此我国要求企业在主表中以直接法反映经营活动的现金流量，同时要求在补充资料中按照间接法反映经营活动现金流量的信息。主表的内容如表 5-4 所示。

表 5–4　现金流量表的主表内容

企业生产经营活动中的现金流动状况
企业投资活动中的现金流动状况
企业筹资活动中的现金流动状况
企业本期的现金流量净额

其中，经营活动是指企业投资活动和筹资活动以外的所有日常交易和事项。通过经营活动产生的现金流量，可以说明企业经营活动对现金流入和流出净额的影响程度。当公司销售商品、提供劳务收到现金时，当公司收到租金时，当公司收到增值税销项税额和退回的增值税税款时，以及收到其他税款时，这时公司发生了与销售商品的主营业务相关联的现金流入。当公司购买商品、接受劳务支付现金及支付经营租赁的租金、职工的工资福利、缴纳增值税款、所得税及其他税时，构成经营活动的现金流出。

投资活动是指企业长期资产的购建和不包括现金等价物范围内的投资及处理活动。通过现金流量表中所反映的投资活动所产生的现金流量，可以分析企业通过投资获取现金流量的能力，以及投资产生的现金流量对企业现金流量净额的影响程度。投资活动现金流入量包括收回投资收到的现金；分得股利或利润收到的现金；取得债券利息收入收到的现金；处置固定资产、无形资产和其他长期资产而收到的现金净额（如为负数，作为投资活动现金流出项目反映）；收到的其他与投资活动有关的现金。投资活动现金流出量包括：购建固定资产、无形资产和其他长期资产所支付的现金；投资所支付的现金；支付的其他与投资活动有关的现金。

筹资活动是指导致企业资本及债务规模和构成发生变化的活动。通过筹资活动产生的现金流量，可以说明企业的筹资能力，以及筹资所负担的成本和利息对企业现金流量的影响程度。具体的筹资活动现金流入量包括吸收权益性投资（如发行股票）收到的现金；发行债券收到的现金；借款收到的现金。筹资活动的现金流出量包括偿还债务支付的现金；发生筹资费用支付的现金；分配股利或利润支付的现金；偿付利息支付的现金；融资租赁支付的现金；减少注册资本支付的现金。

现金流量表将现金流量分为三种形式，并不是说三种形式的现金流量彼此毫无关系、各成体系。实际上经营、筹资、投资活动的现金流量互为补充，共同形成了公司定时期内总的现金流量。三类现金流量具体有如下关系：一般而言，公司的经营活动取得的现金流入应用来抵偿经营活动的现金流出，并且有一定的现金流入用于偿还债务或用于投资，这也就与投资活动和筹资活动挂上了钩。当一个公司的经营活动产生的现金收入不足以满足经营活动所需的现金支出时，往往需要通过短期借款来弥补，但这时公司的盈利能力和创造现金的能力足以偿还短期债务。

当公司由于市场等因素的考虑，需要进行长期投资时，一般经营活动产生的现金盈余无法保证，可以通过筹资活动来满足现金需要，如发行股票、债券。如果该项长期投资有效，公司在投资期结束后，会产生现金的流入，公司将不会面临还债的困境。当公司经营活动现金严重不足，大量商品积压，而筹资能力有限，到期债务急需偿还，以及公司盲目扩张，投资规模过大时，公司的境况最糟。三种形式的现金流量都是负值，那么投资者和债权人都会心急如焚，担心公司股价大跌，担心公司无法按期偿还债务。

补充资料的内容如表 5-5 所示。

表 5–5　现金流量表补充资料的内容

将净利润调整为经营活动的现金流
不涉及现金收支的投资与筹资活动
现金及现金等价物的本期变动情况
企业本期的现金流量净额

其中将净利润调节为经营活动现金流量就是采用间接法在现金流量表中进一步披露信息，是对主表中用直接法反映经营活动现金流量的补充，其具体方法是以净利润为起点，加减以下项目后得到企业经营活动现金净流量。

1.“资产减值准备”项目，反映企业本期计提的坏账准备、存货跌价准备、短期投资跌价准备、长期股权投资减值准备、持有至到期投资减值准备、投资性房地产减值准备、固定资产减值准备、在建工程减值准备、无形资产减值准备、商誉减值准备、生产性生物资产减值准备、油气资产减值准备等资产减值准备。

2. “固定资产折旧”项目，分别反映企业本期计提的固定资产折旧。

3.“无形资产摊销”长期待摊费用摊销 " 项目，分别反映企业本期计提的无形资产摊销、长期待摊费用摊销。

4. “处置固定资产、无形资产和其他长期资产的损失”项目，反映企业本期处置固定资产、无形资产和其他长期资产发生的损益。

5. “公允价值变动损失”项目，反映企业持有的金融资产、金融负债以及采用公允价值计量模式的投资性房地产的公允价值变动损益。

6. “财务费用”项目，反映企业利润表“财务费用”项目的金额。

7. “投资损失”项目，反映企业利润表“投资收益”项目的金额。

8. “递延所得税资产减少”项目，反映企业资产负债表“递延所得税资产”项目的期初余额与期末余额的差额。

9. “递延所得税负债增加”项目，反映企业资产负债表“递延所得税负债”项目的期初余额与期末余额的差额。

10. “存货的减少”项目，反映企业资产负债表“存货”项目的期初余额与期末余额的差额。

11. “经营性应收项目的减少”项目，反映企业本期经营性应收项目（包括应收票据、应收账款、预付账款、长期应收款和其他应收款中与经营活动有关的部分及应收的增值税销项税额等）的期初余额与期末余额的差额。

12. “经营性应付项目的增加”项目，反映企业本期经营性应付项目（包括应付票据、应付账款、预收账款、应付职工薪酬、应交税费、应付利息、应付股利、长期应付款、其他应付款中与经营活动有关的部分及应付的增值税进项税额等）的期初余额与期末余额的差额。

补充资料中，不涉及现金收支的投资与筹资活动是指债务转为资本，一年内到期的可转债以及融资租人固定资产等事项。这些活动虽然目前并不涉及现金收支，但对未来的现金收支产生重大影响，必须予以披露。

补充资料中现金及现金等价物的本期变动状况是将资产负债表与现金流量表较好连接的科目，在资产负债表中反映的现金是企业现阶段所持有的现金存量，而现金流量表中反映的是一定阶段中现金流量存量的变动额，所以用现金的期末余额与现金的期初余额相减，用现金等价物的期末余额与现金等价物的期初余额相减，即构成现金及现金等价物的净增金额，并且与主表的现金及现金等价物的净增加额形成对比。

（二）现金流量表的作用

编制现金流量表，是为报表使用者提供企业一定会计期间内现金和现金等价物流入和流出的信息，以便于报表使用者了解和评价企业获取现金和现金等价物的能力，并据以预测企业未来现金流量。现金流量表的作用，主要表现在以下几个方面。

1. 现金流量表可以提供企业的现金流量信息，从而对企业整体财务状况做出客观评价

在市场经济条件下，竞争异常激烈，企业要想站稳脚跟，不但要想方设法把自身的产品销售出去，更重要的是要及时地收回销货款，以便以后的经营活动能顺利开展。除了经营活动以外，企业所从事的投资和筹资活动同样影响着现金流量，从而影响财务状况。如果企业进行投资，而没能取得相应的现金回报，就会对企业的财务状况（比如流动性、偿债能力）产生不良影响。从企业的现金流量情况，可以大致判断其经营周转是否顺畅。

2. 现金流量表是在以营运资金为基础编制的财务状况变动表基础上发展起来的，它提供了新的信息以营运资金为基础编制的财务状况变动表有一定的局限性。营运资金是流动资产和流动负债的差额，流动资产中不但包括现金，还包括存货、应收账款等其他流动资产。假定一个企业的现金大幅减少，但应收账款和存货却大量增加，这时企业的营运资金不一定会减少，反而可能增加，给人种该企业财务状况不错的印象。如果应收账款和存货的质量有问题，就会误导会计信息使用者。而现金流量信息则可避免这种缺陷，投资者和债权人通过现金流量表，可以对企业的支付能力和偿债能力，以及企业对外部资金的需求情况做出较为可靠的判断。

3. 通过现金流量表可以预测企业未来的发展情况

如果现金流量表中各部分现金流量结构合理，现金流入流出无重大异常波动，一般来说，企业的财务状况基本良好。另一方面，企业最常见的失败原因、症结也可在现金流量表中得到反映，比如从投资活动流出的现金、筹资活动流入的现金和筹资活动流出的现金（主要是利息支出）中，可以分析企业是否过度扩大经营规模；通过比较当期净利润与当期净现金流量，可以看出非现金流动资产吸收利润的情况，评价企业产生净现金流量的能力是否偏低。

二、现金流量表的绝对数分析

（一）现金流量表主表的绝对数分析

在进行绝对数分析时，现金流量的指标与利润指标相比有较大差异，利润指标的总额是越大越好，但是对现金流量的评价却并非如此。所以对于现金流量的绝对数进行分析，应从以下两个方面进行。第一，对三类现金流量各自的整体数据进行分析。企业经营活动、投资活动和筹资活动的现金流量性质都不相同，但是各自的现金净流量都有三种结果，即大于零、等于零和小于零。每种结果都与企业所在的经营周期、发展战略以及市场环境等因素有关，在分析时，不能仅仅依据现金净流量的大小做出优劣判别。第二，对各个现金流量项目的具体数据进行分析。在对三类现金流量各自的整体数据分析的基础上，再进行各个现金流量项目的具体数据分析，分析的内容包括判断企业现金流量的构成，以及哪些项目在未来期间可以持续，哪些项目是偶然发生的，各个项目发生的原因是什么等。

1. 经营活动现金流量分析

企业经营活动现金流量是企业现金的主要来源，而且其在未来的可持续性也最强，所以对该部分内容的分析是现金流量分析的重点。

（1）经营活动现金净流量大于零

一般而言，企业经营活动现金净流量大于零意味着企业生产经营比较正常，具有“自我造血”功能，且经营活动现金净流量占总现金净流量的比率越大，说明企业的现金状况越稳定，支付能力越有保障。但是企业在日常经营活动中不仅有导致现金流出的付现成本，还会发生一些非付现成本和费用，这些成本费用在生产经营过程中短期内不涉及现金支付，如固定资产折旧、无形资产摊销、预提费用、待摊费用等，但是从长期来看，只要企业维持简单再生产，这些项目的现金流出迟早会发生。所以如果企业当期经营活动现金净流量在大于零的基础上，还能补偿当期发生的这部分非付现成本，则说明剩余的现金在未来期间基本上不再为经营活动所需，则企业可以将该部分现金用于扩大生产规模，或者选择其他有盈利能力的项目进行投资，从而增加企业的竞争能力；反之，如果企业现金净流量大于零的程度很小，只能部分或几乎不能补偿当期发生的非付现成本，则企业就难以抽出长期资金进行投资，难以得到战略上的发展。因此当经营活动现金净流量大于零时，分析人员还应注意大于零的程度，能否补偿非付现成本费用，否则就可能得出片面的结论。

（2）经营活动现金净流量等于零

该种情况在现实中比较少见，意味着经营过程中的现金“收支平衡”，长此以往不仅使得企业能够增加未来收益的长期投资无法实施，而且对简单再生产的维持也只能停留在短期内，当企业简单再生产条件不再具备，例如需要对陈旧设备进行更新改造时，则简单再生产也无法维持。此时如果企业想继续存在下去，只能通过外部融资来解决资金困难。因此，该情况对企业的长远发展不利。

（3）经营活动现金净流量小于零

这是最糟糕的情况，意味着经营过程的现金流转存在问题，经营中“入不敷出”。在此种情况下，企业不仅不能长期发展，甚至难以短期内进行简单再生产。如果这种局面长期内不能改变，企业的现金亏空将会越来越大，必须通过再融资或挤占本应投资的长期资金来维持流动资金的需求，如果自身的资金积累消耗殆尽，又难以从外部取得资金，则企业将陷入财务危机。

2. 投资活动现金流量分析

投资活动是指企业对外的股权、债权投资，以及对内的非货币性资产（固定资产、无形资产等）投资。投资活动对当期经营成果的影响一般较小，但是直接影响企业未来期间的损益。当然，该部分内容也核算以前期间的投资在本期处置所导致的现金流入状况，该部分事项会影响企业当期损益，同时投资的回收也说明企业经营规模的下降以及战略的调整。

（1）投资活动现金净流量大于或等于零

投资活动产生的现金流量大于或等于零的情况可以得出两种相反的结论：一种是企业投资收益显著，尤其是短期投资回报收现能力较强；另一种就是企业因为财务危机，同时又难以从外部筹资，而不得不处置一些长期资产，以补偿日常经营活动的现金需求。如果是后一种情况，分析人员应进一步研究企业的财务状况以及以后期间是否会演化为财务危机。

（2）投资活动现金净流量小于零

同样，投资活动现金净流量小于零的结果也有两种解释：一种是企业投资收益状况较差，投资没有取得经济效益，并导致现金的净流出；另一种是企业当期有较大的对外投资。因为大额投资一般会形成长期资产，并影响企业今后的生产经营能力，所以这种状况下的投资活动现金流量小于零，对企业的长远发展是有利的。因此分析人员应注意区分该结果的原因，以得出准确的结论。

3. 筹资活动现金流量分析

（1）筹资活动现金净流量大于零

正常情况下，企业的资金需求主要通过自身经营现金流入解决，但是当企业处于初创、成长阶段，或者企业遇到经营危机时，仅仅依靠经营现金流入是不够的，此时企业应通过外部筹资满足资金需求。因此企业筹资活动现金流量一般会大于零，但是分析人员应注意分析企业筹资活动现金流量大于零是否正常，企业的筹资活动是否已经纳入企业的发展规划，是企业管理层以扩大投资和经营活动为目标的主动筹资行为，还是企业因投资活动和经营活动的现金流出失控、企业不得已的筹资行为。

（2）筹资活动现金净流量小于零

这种情况的出现原因般是企业在本会计期间集中发生偿还债务、支付筹资费用、进行利润分配、偿付利息等业务。但是，企业筹资活动产生的现金流量小于零，也可能是企业在投资活动和企业战略发展方面没有更多作为的一种表现。

一般来说，对于一个健康的正在成长的公司而言，经营活动的现金净流量应该是正值，投资活动的现金净流量可以是负值，而筹资活动的现金净流量可以是正负相间的。

需要进一步指出的是在对现金流量表的绝对数分析时不能只分析单一报告期的现金流，还应结合趋势分析来进行，即将不同时期的现金流量放在一起进行比较，就可以了解企业现金流量的变化及未来发展趋势。趋势分析通常采用编制比较现金流量表的方法，即将连续多年的现金流量表，至少是最近二三年，甚至五年的报表并列在一起加以分析，以观察其变化趋势。观察连续数期的报表分析比单看一个报告期的报表能了解到更多的情况和信息，并有利于分析变化的趋势。

（二）现金流量表补充资料的绝对数分析

为便于进行现金流量表补充资料的分析，有必要对补充资料的结构重新调整，重新调整后的现金流量表资料如表 5-6 所示。

表 5–6　重新调整后的现金流量表补充资料

1. 将净利润调节为经营活动的现金流量
净利润
+ 资产减值准备
+ 固定资产折旧
+ 无形资产摊销
+ 长期待摊费用摊销
+ 处置固定资产、无形资产和其他长期资产的损失（减：收益）
+ 固定资产报废损失
+ 公允价值变动损失
+ 财务费用（不含现金流动的利息支出）
+ 投资损失（减：收益）
+ 递延所得税资产减少（减：增加）
+ 递延所得税负债增加（减：减少）
分析之一：流动资金投资及支付利息前的经营现金流量
+ 存货的减少（减：增加）
+ 经营性应收项目的减少（减：增加）
+ 经营性应付项目的增加（减：减少）
分析之二：流动资金投资后支付利息前的经营现金流量
+ 收到的利息（投资活动）
– 支付的利息（筹资活动）
分析之三：流动资金投资及支付利息后的经营现金流量
+ 收回投资所收到的现金
+ 处置固定资产、无形资产和其他长期资产而收回的现金净额
+ 收到的股利（投资活动）
– 购建固定资产、无形资产和其他长期资产而支付的现金
– 投资所支付的现金
分析之四：长期投资后 / 支付股利和外部融资前的现金流量
– 支付的股利（筹资活动）
分析之五：支付股利和外部融资前的现金流量
+ 吸收投资所收到的现金
+ 借款所收到的现金
– 偿还债务所支付的现金
分析之六：外部融资后的现金流量

对重新调整后的现金流量表补充资料的分析如下。

1. 分析流动资金投资对现金流量的影响

分析之一：流动资金投资及支付利息前的经营现金流量——评估企业创造经营现金盈余的能力流动资金投资及支付利息前的经营现金流量 = 净利润 + 计提的坏账准备或转销的坏账 + 固定资产折旧 + 无形资产摊销 + 长期待摊费用 + 处置固定资产、无形资产和其他长期资产的损失 + 固定资产报废损失 + 不含利息实际以现金收支的财务费用 + 投资损失 – 投资收益 + 递延税款贷款 – 递延税款借款

从表 5–6 中可以看出：该指标展示了企业创造经营现金盈余的能力，基本概括了企业的生存能力。若指标为正，则企业拥有的资金足以保持现有的经营规模；若指标为负，则表明企业创造的经营现金盈余不足，企业的发展前景不容乐观。

分析之二：流动资金投资后支付利息前的经营现金流量——评估企业如何管理流动资金

流动资金利息前的经营现金流量 = 流动资金投资及支付利息前的经营现金流量 + 存活

的减少 – 存货的增加 + 经营性应收项目的减少 – 经营性应收项目的增加 – 经营性应付项目的减少 + 待摊费用减少 – 待摊费用增加 + 预提费用增加 – 预提费用减少

企业在创造经营现金盈余后，出于增长的目的，会投资于流动资金。对企业在流动资金方面的投资情况及其管理效率的评价，可以通过该指标来进行。若该指标为正，则表明企业能依靠内部资金解决流动资金的需要，否则便需进行外部筹资以满足增长的需要。

2. 分析企业利息支付净额的影响

分析之三：流动资金投资和支付利息后的经营现金流量——评估企业偿还利息的能力

流动资金投资和支付利息后的经营现金流量 = 流动资金投资后支付利息前的经营现金流量 + 收到的利息 – 支付的利息

该指标用于分析企业财务管理的前景，若为正，则表明企业具有依靠内部资金偿还利息的能力，并有追求长期增长的机会，若为负，企业必须清理资产或是筹集外部资金来偿还利息费用，这显然对财务管理的前景不利。

3. 分析长期投资对现金流量的影响

分析之四：长期投资后 / 支付股利和外部融资前的现金流量——评估企业借助内部资金进行长期投资的融资灵活性

长期投资后 / 支付股利和外部融资前的现金流量 = 流动资金投资和支付利息后的经营现金流量 + 收回投资所收到的现金 + 处置固定资产、无形资产和其他长期资产而收到的现金净额 + 收到的股利 – 构建固定资产、无形资产和其他长期资产所支付的现金 – 投资所支付的现金

该指标能够提供关于企业借助内部资金进行长期投资的融资灵活性的信息。若该指标为正，表明企业能依靠自身满足长期投资的需要；若指标为负，则表明企业需筹集外部资金以满足长期投资的需求。

分析之五：支付股利后及外部融资前的现金流量——检验企业的股利政策

支付股利后及外部融资前的现金流量 = 支付股利和外部融资前的现金流量 – 支付的股利

企业在支付股利和外部融资前的现金流量为正值时可以分派股利，但是企业的股利政策能否持续？该指标可用于检验企业的股利政策是否恰当及可否持续。若该指标为正，说明企业除发放股利外还可以进行股票回购、偿还债务等理财活动；若该指标为负，即支付完股利后企业的现金流量为负，表明企业需要另外筹集资金以发放现金股利，在这种情况下的股利政策不可能持久。

分析之六：外部融资后的净现金流量——检验企业的财务政策

外部融资之后的企业净现金流量 = 支付股利后及外部融资前的现金流量 + 吸收投资所收到的现金 + 借款所收到的现金 – 偿还债务所支付的现金

除了利用前述方法调节现金流量外，管理者一般会根据其对财务风险的态度，调整企业的财务杠杆，以影响企业每股盈余及财务风险。该指标能反映企业如何为自身提供资金、

各种理财活动对现金流量的影响、企业的融资方式是否过于激进，以及企业财务政策对现金流量的影响程度等。

三、现金流量表的相对数分析

现金流量表的相对数分析是指现金流量表的结构百分比分析。一般的结构百分比分析是指将会计报表中某一关键项目的数字作为基数（即为 100%），再计算出该项目各个组成部分占总体的百分比，以分析各项目的具体构成，使各个组成部分的相对重要性明显地表现出来，从而揭示会计报表中各个项目的相对地位和总体结构关系。现金流量结构百分比分析可以从以下三个方面入手。

（一）现金流入结构分析

现金流入结构分析是反映企业的各项业务活动的现金流入，如经营活动的现金流入、投资活动的现金流入筹资活动的现金流入等在全部现金流入中的比重（总流入结构）以及各项业务活动现金流入中具体项目的构成情况（流入的内部结构），明确企业的现金究竟来自何方，要增加现金流入主要依靠什么等。通常，可以通过编制现金流入结构分析表（见表 5–7）来对企业的现金流入结构加以分析。

表 5–7　现金流入结构分析

项目	金额 / 元	结构百分比 / %
经营活动的现金流入		
其中来自销货的现金流入		
投资活动的现金流入		
其中处置固定资产收回现金		
筹资活动的现金流入		
其中：借款收到的现金		
现金流入合计		

（二）现金流出结构分析

现金流出结构是指企业各项现金流出占企业当期全部现金流出的百分比（总流出结构），以及各项业务活动现金流出中具体项目的构成情况（流出的内部结构），它具体地反映企业的现金用在哪些方面。可以通过编制现金流出结构分析表（见表 5-8）来对企业的现金流出结构加以分析。

表 5–8　现金流出结构分析表

项目	金额 / 元	结构百分比 / %
经营活动的现金流出		
其中现金购货支出		
支付税金		
支付职工工资		
投资活动的现金流出		
其中购置固定资产支付的现金		
筹资活动支付的现金		
其中偿还债务支付的现金		

续表

项目	金额 / 元	结构百分比 / %
现金流出合计		

（三）现金净流量结构分析

现金净流量结构是指经营活动、投资活动、筹资活动的现金收支净额占全部现金净流量的百分比，它反映企业的现金净流量是如何形成的，如表 5-9 所示。

表 5–9　现金净流量结构分析

项目	金额 / 元	结构百分比 / %	流入流出比
经营活动现金流量净额			
投资活动现金流量净额			
筹资活动现金流量净额			
现金净流量合计			

期中流入流出比等于某项活动的流入 / 该项活动的流出，当现金净流量为正数时，流入流出比大于 1，当现金净流量为负数时，流入流出比小于 1。所以对于一个健康的正在成长的公司而言，其经营活动的流入流出比应该大于 1，投资活动的流入流出比可以小于 1，而筹资活动的流入流出比既可以大于 1，也可以小于 1。值得注意的是，不要认为现金净流量总应该是正数，更不要认为现金净流量总是越多越好。另外，通过流入流出结构的历史比较和同业分析，也可以得到更有意义的信息。

第六章　财务决策管理

加强对财务决策的管理有助于加强财务决策，本章就对财务的决策管理展开讲述。

第一节　财务决策管理概述

一、财务决策概述

财务决策是企业或者机构为了实现整体目标或者财务管理目的而作出的具有依据性和针对性的调整财务决策对于财务管理具有重要的影响。财务决策具有不同的分类以及条件。

1. 财务决策的分类。采取决策根据不同的分类方法可以分为不同的类型在实际的运用中主要分类有以下几种：按照重要程度可以分为战略性决策、战术性决策和业务性决策。战略性决策关系到一个集团的长远发展其重要程度足以影响全局战术性决策是针对某一阶段或者是某一问题而实行的决策往往能够发挥关键性的作用；业务性决策具有规划性和具体实施性。

根据财务管理涉及问题的性质可以分为程序化决策和非程序化决策。程序化决策一般是针对日常管理中的经常重复出现的问题进行的决策非程序化决策则是对具有重大影响的偶然性问题进行的管理决策。

根据决策环境的不同，可以分为确定性决策和风险性决策。确定性决策中的影响因素是已知的并且决策的结果一般都比较明确而风险性决策中影响因素和结果具有一定的不确定性。

2. 财务决策的条件。首先理解和把握国家的相关政策法规了解企业的战略发展目标和经营现状。在企业的经营活动中作出的决策都必须遵守国家的法律法规符合政府的政策规定这种决策自身必须具备的条件另外还应该符合企业发展的战略要求适应当前的经营现状这样才能够保证决策的正确性。然后还要根据财务管理目标判断决策的可靠性和有效性。最后需要一定的专业知识和技术的支持。财务决策不仅会涉及财务会计知识还会涉及价值评估、风险预测工程测量等财务管理知识和高等数学知识。

二、财务决策在财务管理中的问题

1. 财务决策缺乏辩证性。企业和机构在财务决策中需要考虑和面对的是各种各样、不同性质和层次的系统同时财务主体的独立性使其还会面对有序的自我运行和自我组织的法律系统、经济系统和社会保障系统等。部分决策部门和管理层容易忽视企业机构内部或者外部各部门之间的影响作用降低了决策的辩证性不利于进行系统地财务管理。

2. 财务决策缺乏灵活性。任何的财务决策都需要基于现有的信息资源对未来活动进行预测事前会对指导性的政策信息资本状况、经营现状等进行分析根据各种指标进行预测和估计。但是很多情况下由于所分析和依靠的依据不充分造成决策可靠性差经济发展和市场中各种因素的不断变化又突出了决策适应性和灵活性差的问题难以保证财务管理的动态性。

3. 财务决策缺乏前瞻性。在财务决策前瞻性问题上主要存在两个误区是对信息收集不全面过分依赖于某部分信息。有的企业会过于依赖第三方信息咨询公司的调研报告，有的会专注于全球经济和政治的变化。二是认为决策越是定量就愈加客观、愈加精确、愈加科学。这种观点忽视了财务决策影响因素的变化性和发展性。

4. 财务决策缺乏法制性。国家的经济政策和规定一经颁布和实施所有的企业都必须按照要求进行经营和改变而不能因为企业的财务状况不乐观或者是生产力跟不上等原因而不实行。但是实际情况中很多企业正是因为难以配合国家政策，因而缺失政治环境和市场因素的支持给财务管理带来的极大的不利。

5. 财务决策缺乏主动性。财务决策的实施和执行过程中企业的财务管理随之发生变化，会造成企业经营状况或者是财务状况的转变这就要求企业和机构能够充分利用出现的有利因素发挥主动性。但是一般情况下很少能够做到随着决策影响条件的转变及时地作出有效的行动甚少能够抓住机会和发展机遇。

6. 财务决策缺乏针对性。在影响财务决策的因素中根据其影响力大小，可以分为主要因素和次要因素主要因素和次要因素在一定的条件下还可以相互转化各种因素对于财务决策和财务管理的影响程度是不一样的。很多财务决策难以分析各种因素的影响和作用决策缺乏针对性不利于财务管理的科学性。

三、财务决策在财务管理中作用发挥的对策

从以上的论述可知财务决策对于财务管理具有重要的作用同时也存在着问题，因此在财务决策过程中要采取有效措施，以提高财务管理水平。

1. 提高财务决策的辩证性。注意财务决策的辩证性提高财务管理的系统性。在财务决策中必须考虑到财务管理环境需要面对的各种不同的系统环境考虑到财务管理具有的目的性层次性以及整体性等特点。在财务决策中做到以下几点首先用系统的观点和方法看待和

分析财务管理的环境另外财务主体要认识到自身决策系统的独立性在财务决策时考虑到自身与其他系统之间的相互影响和相互作用更加注重财务决策对财务管理整体环境的反作用。从而有效地把握财务决策与财务管理之间的关系以决策促进财务管理的系统性。

2. 提高财务决策的灵活性。注意财务决策的灵活性实现财务管理的动态性。社会市场环境和经济生活的不断变化，会造成社会生产过程的连续性和波动性使得财务决策也处于不断的变化中。如今市场竞争愈加激烈，市场变化迅速难以预测科学技术和信息技术飞速发展在这种环境下就要求财务主管在决策中把握各种要素的变化科学地进行预测，保证财务决策的灵活性从而实现财务管理的动态性。

3. 提高财务决策的前瞻性。提高财务决策的前瞻性促进财务管理的相对稳定。在影响财务决策的各因素中，许多非常重要并起到关键作用的因素是相对稳定的。财务管理人员要根据那些比较稳定的重要因素作为财务决策的根本依据并对未来的发展趋势有所预见从而对财务管理活动作出较为合理的安排实现财务管理的相对稳定。

4. 提高财务决策的法制性。要求财务决策具有法制性，从而配合财务管理的强制性。在财务决策中国家的政策法规是比较重要的参考因素，但是在特殊的情况下国家的政策方针很有可能决定财务政策。财务管理人员要切实提高法律意识，及时了解法律和政策动向遵守国家的规定做好财务决策从而实现财务管理的强制性。

第二节　大数据在财务决策中的应用

一、大数据在财务决策环节中的具体应用

大数据伴随着互联网和信息技术的飞速发展，其产生的信息量指数级的增长，涵盖各领域、各业务过程，具体到财务决策方面，已经突破了原先的范畴和边界。从已有的文献研究来看，大数据主要应用到成本管控、全面预算、财务分析、资金管理、投资决策等。随着大数据与云计算、区块链等新技术的融合，大数据在财务决策的施展空间更大，同一决策对象时间和空间的不同，决策结果将会不同。

从决策基础来看，大数据带来信息资源的丰富性、及时性改变了财务决策的目标、内容和方法。企业应依据外源性和内生性的数据资源库信息在企业价值创造过程的各环节，对价值驱动因素建立实时动态财务决策机制。

从决策活动路径来看，大数据对财务活动和财务关系影响决定了财务决策的效果。大数据价值链对预测、决策、控制和评价及利益相关者的影响，探讨大数据在具体应用过程面临的挑战，提出了财务管理创新的新路径。

从决策操作来看，大数据对财务决策体现为精准性、集成性和关联性。透过大数据技

术进行成本管控，企业通过多渠道得到成本数据，并据其分析出符合实际需求的材料用量标准。在系统中实现对工资明细、进销存单据和制造费用等结构化和非结构化数据进行共享；大数据在全面预算中的作用，提出了过去的全面预算都是基于企业管理人的经验加上静态数据建立而成，缺乏应变性，大数据弥补了抽样调查手段的不；大数据背景下财务分析、商业模式创新，指出了财务分析的目标更加突出战略导向，这就要求企业做相应的商业模式创新。

二、大数据挖掘技术对财务决策的影响分析

使用的财务事实和财务数字的准确性在很大程度上决定了一个财务决策的正确性。当今世界竞争变得越来越激烈，因此一个决策的时效性也跟着变得越来越关键了。所以，企业目前在财务决策领域最不能忽视的技术是应用数据挖掘技术。

1. 财务决策以全数据为参考，而不只是样本数据。根据目前已有资料对大数据的定义可以看出来，大数据是对所有相关数据进行分析不再是对样本数据进行随机的分析。其中不难发现主要原因有两种：第一，随着科技的迅猛发展使人们处理海量的数据变成了可能；第二，样本数据毕竟不能完全的代表全部的数据，在一定程度上可能会忽视掉那些重要的因素。显而易见，熟知的图表技术分析和量化的财务分析存在着很大的差别。当使用全部相关的数据进行分析时，可以全面的得知某个重要的指标或者信息在整个研究过程中所起的关键作用。例如进行财务投资决策时就可以用所有投资对象 10 年内所有与财务直接相关或间接相关的数据。

2. 财务决策以混杂性为主，而不是精确性。大数据时代是用概率说话的时代，绝对的精确是不可能实现的，换一种说法就是混杂性已经变成了大数据时代的一种判定标准。制定任何一个财务决策方案时，只要通过全数据分析，该决策得出的结果在概率上是能够持续为企业带来高额的利润，那么在很大程度上就可以被财务管理者实施。因此具体到哪条生产线是带来利润，哪条生产线又是多余的，即使财务管理者也很想知道，但是该财务决策无法准确的解答，从某种程度上讲，花费过多的时间去探究是没有多大意义的。

3. 财务决策更关注的不是决策的因果性而是决策的相关性。在大数据时代是什么比为什么更重要。即使这点似乎违背了人类的天性——好奇心和探索欲，但是有点不能忽视，知道“为什么”对任何决策的帮助确实是有限。例如当预测到一个财务投资决策方案在很大程度上可能持续为企业带来高额的利润，如果执迷于探究该方案到底是通过什么样的方式，如何持续为企业带来高额的利润，那么就会在无形中增加的成本到最后也不一定能够找到真正的原因。

第三节 财务决策、执行、监督“三权”分立研究

一、财务决策，执行，监督“三权”分立研究理论概述

1. 财务决策，执行、监督内容介绍

财务治理是按照权力建立起的当代企业产权结构的一种平衡关系。财务治理体系严格地规划了不同财务参与者的权利。传统意义的财务治理指的是对企业经营者制衡与监督关系的管理。决策、执行和监督之间是经过联系不同的契约来牵制和约束利益及其权力的平衡关系，涉及的利益相关者对企业的商业利益，且形成了企业利益与契约方相挂钩的形式，公司分配财务管理主要体现出两个特点：一是组织治理，二是规则制衡。组织治理本质是制约与平衡，它主要是指权力构建出的较为严格的机制分离，它是通过财务决策，执行，监督进行三权分立，建立起的一种财务治理体制的组织。而组织制衡即通过于组织上计划实施的，为规则制衡奠定坚实的基础。

2. 财务管理权限内部控制

（1）财务决策是财务管理的核心

在每一个集权与分权混合的集团财务管理的制度中，企业经营决策管理划分成了四个不同方面的内容被纳入了金融机构及其金融管理。它是指董事会，财务部，内部结算中心，财政部下属。企业内部决策机制的主要结构可概括为四例：第一，企业集团总部的直接决策；第二，在企业报告的建议下提请议案吸引总部批准；第三，子公司被允许主动上报给总公司备案后决策；第四，子公司和其他的组织成员公司不必报给总公司备案而可以直接单独决策。因此，集团财务总部不同层次的财务决策权由在该层的权责小组的成员决定。这就是权归于哪个阶级，哪个阶级才有权利来做出正确的财务决定。

（2）财务执行是实施财务决策的权利

公司财务内部执行机制是指按照特定的程序规则来实施企业财务决策目标的公司体制。它在公司经营体制中扮演着上传下达的重要作用，也使企业形成的金融活动可以正常运行。企业财务执行机制作为一个运动着的有机体，指的是它是由若干个基本的要素组成。而在整个体制下不同层次的要素，分别扮演不同的角色。为了保持执行机制的高效运行，应该注意以下方面：1）企业内部财务管理体制。在企业融资的前提下，公司可以以某个组织也可以是个人作为主体。根据公司执行内部的权限与职责的关系，标示了公司财务部门相应的拥有的自主执行决策的权利。公司执行机制是现代企业财务管理的核心体制，是财务总体机制能否正常运行的重要体现。2）财务管理制度。指的是日常事务中，在财务管理的过程中应该避循的标准及其职责。根据现代企业财务管理工作的要求，其代表的管

理制度基本能概括为三个方面：一是筹资管理制度；二是投资管理制度；三是利润分配管理制度。

（3）财务监督促进决策合理化

财务监督指的是利用企业规定的程序及标准对日常财务过程中发生的业务给出对应的判断建议。其通常具有比较明确的目的性。这样不仅能督促自管理层到下面员工的行为规范，还可以促使公司的 8 常经营活动更加标准化科学化。财务内部监督工作可分成以下几个部分：一是准备阶段；二是实施阶段；三是总结阶段。监督主体是执行检查的组织或个人。外部监督指的是由企业组织外部有关的机构及其人员本企业的财务状况，资金情况进行检查的活动。

二、企业财务决策、执行、监督中存在的问题

1. 企业在财务决策中存在的问题

财务治理目标不明确。财务治理目标主要指四部分：股东财富最大化、经济效益最大化、利润最大化和价值最大化。其中价值最大化被普遍认为企业治理的核心目标。

缺少一同治理的决策机制。其治理的内容应当包含一是现代企业于本质上是一个契约的结合体，各个签约者都是平等，自由的财权主体签约的各方或者所有的利益相关者都有权利平等地参与到企业治理活动的过程中。但更多的企业并未注重这一方面的重要性；二是外部的治理环境不够健全。外部利益相关者不能客观分析外来环境导致的不利状况。

股权过度地集中。现代财务管理结构作为公司体制的核心，是在股东共同拥有的所有者权益的基础上建立的。股权高度的集中，使得公司董事会等高级管理权限大大弱化，且被大股东控制。“一股独大”的发展局面不利于使小股东的权益得到有效保护，并且不利于企业营造良好的经营环境。与此同时，为保障自己的利益，控股的大股东会直接或间接干预董事会及其监事会作出的决策监督，而使企业经营秩序复杂紊乱。

2. 企业在财务执行中存在的问题

会计控制：相对弱化，内部控制制度不健全。内部牵制制度是会计控制制度的核心内容。本质是实施权责明确、彼此制衡的执行体制。部分企业的基本制度不完善，例如成本核算、清查制度、财务收支审批制度等等。具体的表现在对闲置资金的管理不严格，不同程度上造成浪费；现金管理制度不健全，时常出现超出银行日常的现金规定和账实不符的情况；固定资产的管理失控。固定资产买卖不清，累计折旧不按规定计提，管理不善造成机器磨损；应收账款流转速度滞待，使得企业流动资产周转缓慢；存货控制没有受到足够重视，资金呆滞以及资产流失与浪费严重；成本控制制度不完善，费用成本核算不明确。

3. 企业在财务监督中存在的问题

缺乏监督的制约与平衡的机制。监事会的权限限制是指向董事及其管理人员。而我国的财务管理体系从以前就是依据行政权为主设立，往往权限比监督权大得多。由此看来，

监事会时常被董事会控制，从面监事会的职能被大大削弱。负责财务的财会人员常因被董事长等高层管理者直接任聘，使其减少被监督的力度。所以被监督方由于权责弱化使得监督者不能更好地履行职责，监督体制不能发挥其效用。

社会监督体系存在漏洞。社会监督是公司财务管理体制的重要组成部分，然而因为社会监督属于外部环境监督，并未形成市场化的结构，发挥作用有限。社会中介监督机构因诸多因素如发展迟缓，竞争较大而影响企业对外部监督的要求；从业人员数量不足，素质水平较低；财务管理缺乏成熟的经理市场，以至于日常经营活动中并不重视社会监督，以上种种不良因素致使社会监督的职能不能充分显现。

三、企业财务决策、执行，监督“三权”分立问题的对策

1. 针对财务决策中出现问题的对策

一是明确财务治理目标。企业治理的中心是财务治理。因此，企业必须着眼于修正完善财务治理体系。二是拥有科学的财务决策机制。健全共同治理的财务决策机制是当代企业财务管理的要求。想实现共同主体参加治理，必须注意协调权责与制衡之间的关系。对决策的过程监事会要严格监督，保证决策质量与结果。三是减少控股比例，调整股权结构，积极筹备资金。加大力度稳步推进，不仅使公司经营方式不断升级，完善股权结构，使决策更加科学化，也将实现企业外部相关者的利益获得更加公平合理，利于稳定发展，促进企业向现代化的治理体系靠拢，增强企业的竞争性，防止股东侵权，提升战略空间。

2. 针对财务执行中出现问题的对策

改善财务内部控制体制。第一，必须建立严格的内部控制制度，来保证相关利益者合理参与企业管理及其对财权进行有效监督。第二，使内部控制制度更加完备。合理规划财务治理权的过程中，应当尽可能地使董事会直接参与决策的可能性缩小，使相关利益者所代表的职权加强。吸收国内外先进治理经验，取其精华为我所用。在决策体制下设专门委员会，如风险评估委员会，审计委员会、监察委员会等。而审计委员会应当独立行使职权。

3. 针对财务监督中出现问题的对策

一是完善激励和约束机制。公司在治理财务的过程中不仅有追求充分调动参与者的积极性，而且希望可以严格地管制经营者背离所有者的行为。因此，企业必须能实施有效的途径来保证董事会赋予经营者的权责，通过完善激励和约束机制，激发员工发挥自己的聪明才智，使公司的有一个好的运营氛围。二是健全企业监督体系。良好地发挥董事会的职能，公司董事会的内部各独立董事，不仅仅要有果断的决策，还应当从上面下积极进行监督。监事会特点在于自我监督排在，也是重点监督董事会的权责部门。三是营造外部治理的良好环境。调整资本结构，减少持股比例，积极引进外资。增强社会审计功能。规范社会审计的法律法规，实行比较完备的行业管理模式，健全审计聘任机制。健全市场竞争体制，采用对应的惩治措施并予以严格的法规制约，使正常有序的市场竞争能得到有效保护，

同时尽快深化改革社会保障制度。

4. 强化财务决策、执行、监督“三权”分立的对策与建议

强化制度建设。一是财务决策、执行、监督各行其职，定制符合实际的财务管理体系，即是成立财务决策管理机构，来统一地下达财务执行部门的工作；二是配套的财务管理制度；三是强化监督机制，严格考核制度；四是企业审计机构独立性的必要建立。审计监督的加强有利于保证财务信息的真实性。

改变信用观念，促进信用等级不断升级。要想财务决策、执行、监督的“三权”体制良好地发挥作用，必须改变观念。企业若想摆脱难融资状况，一是应主动地提升信用等级；二是应当拓宽融资渠道；三是金融机构间关系的紧密联系。

深化资金管理，增进财务控制。一是将深化资金管理确立为财务管理的紧要目标。二是资金使用效率的增进。有效协调资金的来源及其运用。三是完备物资管理的内部控制体系。四是保证存货数量，增进应收账款控制。

扩大投资决策科学化的影响领域。财务决策为执行和监督的标杆。许多企业投资得协调好短期利益与长远利益的关系，并在同一时间做出总体战略规划。确定良好的投资方向，依据分析自身的状况综合判断。要对企业投资项目进行可行性的分析，考虑各项投资是否和企业的资金，管理能力、技术操作相适应，与此同时也应该规范项目的投资秩序。

提高财会劳动者素质，增进财务组织建设。近些年来，内部控制在“财务”和“会计”的问题上所有权不分离，企业的财务管理归属于仅限营运的资金管理。在这方面，一是企业应紧密关注财务预算控制等工作，确定财务管理于企业管理中的关键位置。培养有较高素质的财务劳动者来增强财务管理水平。财会工作者的责任：一是要对资产现金严格记录，二是在应用科学的理论对企业各项现进行资产投资分析，为改进企业财务运营提出宝贵建议。

第七章　财务决策基础——医院财务分析

第一节　财务分析概述

一、财务分析的意义

财务分析是衡量已经完成的经营成果的重要依据。目前，医院的财务报表主要包括资产负债表、业务收支总表、医疗收支明细表、药品收支明细表和基本数字表。通过对财务报表以及其他核算资料进行分析，能够了解一定时期内医院的偿债能力、营运能力和发展能力，使医院管理者明确医院的财务状况和经营成果。

财务分析是优化资产结构，提高经营水平的重要手段。通过财务指标的设置和分析，找出影响医院发展的各种因素，充分利用人力资源和物力资源，优化资产结构，提高赢利能力，使医院走上良性发展的轨道。

二、财务分析的方法

1. 趋势分析法

该法既可以用于同一医院不同时期的财务指标的纵向比较，也可以用于不同医疗机构之间的横向比较。采用这种方法，可以分析引起指标变化的主要原因，从而预测未来的发展趋势。但是要注意进行对比的各个时期的数据，在计算口径上必须一致，同时要减除偶发性因素的影响，使数据能够反映正常的经营状况。

2. 比率分析法

这种方法是通过计算结构比率、投入产出比率和相关比率，从不同角度来考察医院的经营状况。但是缺乏统一的行业标准来判断比率是高还是低，即使算出各个指标的值，也很难找到一个与之相比较的标准。

三、财务指标分析

1. 偿债能力指标分析

资产负债率 = 负债总额 / 资产总额。资产负债率是国际上公认的衡量企业长期负债偿还能力和经营风险的主要指标，反映了企业资产与负债的依存关系。从经营的角度看，资产负债率不是越低越好，比率过低说明医院运用外部资金的能力差；而比率过高则说明医院资金不足，经营风险较大，偿债能力较差。

2. 营运能力指标分析

应收账款周转率 = 业务收入 / 平均应收账款余额。此比率反映了医院应收账款变现的速度。及时收回应收账款，不仅可以增强短期偿债能力，还可以体现医院管理应收账款的效率。医院的应收账款住院包括应收在院病人医药费、应收医疗款和其他应收款。

流动资产周转率 = 业务收入 / 平均流动资产总额。此比率反映一定时期内医院的流动资产的周转次数。周转次数越多表明以相同的流动资产完成的周转额越多，流动资产利用的效果越好。

3. 赢利能力指标分析

总资产结余率 = 业务收入结余 / 平均资产总额。

此指标反映了医院全部资产的获利水平，同资产结构、医院管理水平、资产利用效率关系紧密。资产的结构优化程度越高，医院的管理水平越高，总资产结余率越高。

业务收入结余率 = 业务收支结余 / 业务收入，此指标反映了医院的业务收入水平的高低以及成本费用的节约程度。

4. 发展能力指标分析

业务收入增长率 = 本年业务收入增长额 / 上年业务收入，此指标是衡量医院发展趋势的重要指标，不断增加的业务收入是医院生存和发展的基础。

总资产增长率 = 本年总资产增长额 / 年初总资产。此指标反映医院本期资产规模的增长情况，从医院资产总量扩张方面衡量医院的发展能力。在实际分析中，应当重视资产扩张的结构与质量以及医院的后续发展能力，避免资产的盲目扩张。

净资产增长率 = 本年净资产增长额 / 年初净资产。医院的净资产主要包括事业基金、固定基金、专用基金等。净资产增长率体现了医院净资产的增值情况，揭示了医院应付风险、持续发展的能力。若为负值，表明净资产受到侵蚀，应引起重视。

5. 成本控制指标分析

管理费用率 = 管理费用 / 业务支出。医院的管理费用被分摊到医疗支出和药品支出，在财务报表上没有显示。此比率能够反映管理费用占总支出的比率。

人员经费支出比率 = 人员经费支出 / 业务支出。人员经费支出一般是医院的主要支出，此比率反映医院人员支出是否合理。提示管理者应当结合医院的发展特点和技术状况，合理配置人力资源。

6. 工作效率指标分析

病床使用率 = 实际占用总床日 / 实际开放总床日。此指标反映医院病床的使用效率和资源利用的有效性。病床使用率过高，则说明床位比较紧张；若过低，则会浪费医院的资源。

病床周转率 = 出院人数 / 平均开放床位数。此比率反映医院资源的使用效率。病床周转率越高，资源的利用效果越好，工作效率越高。

出院者平均住院天数 = 出院者实际占用床日数 / 出院人数。是反映医院工作效率的重要指标，在保证医疗质量的前提下，越低越好。

7. 社会效益指标分析

药品收入比率 = 药品收入 / 业务收入。由于医疗机构特殊性，不仅要追求经济利益，还要顾及社会效益，充分体现医院的公益性。医院应当不断提高医疗技术水平，减少对药品收入的过度依赖，切实减轻患者的就医负担。每门诊人次收费水平 = 门诊业务收入 / 门诊人次。对医院而言，应当寻求一个适当的标准，既可以减少门诊病人的就医费用，又能维持正常的经营。

出院者平均收费水平 = 住院收入 / 出院人数。此指标是一个平均数，应当注意区分病种。

这些指标全面而系统地涉及医院管理的各个方面，在进行财务分析时，应当注重分析一系列指标间的内在关系，将错综复杂的问题变得易于研究和分析。财务分析的目的是让医院管理者了解各项资产的配置是否合理，是否有良好的偿债能力、收益能力和发展能力，从而采取有力的措施，加强成本控制，优化资源配置，提高管理和运行效率，使医院走上良性发展轨道。

第二节　偿债能力分析

一、短期偿债能力分析

（一）短期负债概述

1. 短期负债的含义

短期负债是指将在 1 年或超过 1 年的一个营业周期内偿还的债务，主要包括短期借款、应付票据、应付账款、预收货款、应付工资、应交税金、应付利润、其他应付款、预提费用等。

2. 短期负债的特点

（1）速度快；（2）弹性大；（3）成本低；（4）风险大。

（二）短期偿债能力指标存在的问题

现有的短期偿债能力指标体系主要包括流动比率和速动比率。流动比率是指流动资产与流动负债进行对比所确定的比率；速动比率是由速动资产（速动资产＝流动资产－存货）和流动负债对比所确定的比率。它们对企业的风险预警及控制具有一定的指导作用，但这还远远不够。实践中，有一大批用现有短期偿债能力指标测试显示良好的企业却面临倒闭破产。这种事件的频频出现，说明该指标体系本身存在着固有的缺陷和不足，主要有以下几点。

1. 静态指标具有时滞性

在现有的指标体系中，不管是流动比率还是速动比率，都是一种固化的静态存量观念，而资产的变现和债务的清偿则是一个动态的流量观念，始终处于一个不断变化发展的过程中。运用纯粹的静态指标来评价动态的偿债能力，将不可避免地出现偏差甚至错误，同时也会产生分析结果的滞后性。比如我国《证券法》规定：上市公司应于一个会计年度结束后的 4 个月内向公众公开披露自己的财务报告。那么基于几个月前的财务数据分析出来的结果是否还能真实反映企业现时的偿债能力以及能否为投资者进行投资行为提供正确有用的判断依据，需进一步验证，也即产生了结果的滞后性。

2. 偿债能力指标体系建立的基础错位

现有的偿债能力指标体系所建立的基础发生了根本性的错位，即基于清算基础而非持续经营基础。所谓清算基础是指现有偿债能力指标认为应把全部流动负债及全部流动资产纳入指标设计的内容当中。但在具体实践中，企业的生产经营运作以及所采用的会计政策是基于持续经营假设的，即企业是为了生存及发展而存在的，而不是为了清算而存在的。资产不可能全部用于清偿债务，必须留予一部分资金来维持企业的正常运转；同时负债也没有必要全部偿还，比如关联企业之间的“兄弟债”就不急于偿还，其债权人一方几乎不会行使债权的追索权。而且还可以通过一些信用工具如票据使得债务的偿还期续短为长，达到“以债养债”的效果，更好地发挥财务杠杆的效果。另外，资产除了具有清偿的功能，更为重要的是其增值功能，若短期偿债能力指标体系基于清算基础，则资产的功能主次颠倒，资产的增值功能将不能充分地予以体现。这就好比一个国家宣布进入战争状态，人人自危，哪有心思进行生产经济建设呢？所以，现有短期偿债能力指标有关资产和负债的内容界定与实际相脱节，应该剔除掉维持企业生产的必需资金以及那些现时不需要偿还的债务，使得指标的设计更加合理，更贴近实际。

3. 实质重于形式原则未充分体现

现有的偿债能力指标未能充分体现实质重于形式的原则。所谓实质重于形式，就是指企业在进行会计核算时应注重经济业务交易或事项的实质，而不仅仅以其存在的法律形式作为会计核算的依据。但这一点在现有的偿债能力指标体系中并未充分体现。在现有体系中，流动资产与流动负债的内容仅仅是对会计报表中相关项目的照搬及固化，并没有考虑到企业中各项资产和负债背后所隐藏的实质性关系。在实践中，企业里的某些反映在流动负债科目中的债务对企业而言是不会因无支付能力而产生财务风险的，比如关联企业的往来款、暂借款等；而企业里的某些反映在流动资产项目中的资产会因其变现能力差，无法支付短期债务而产生支付危机，比如长期挂帐而实际收回的可能性极小的应收账款、已抵押的短期有价证券等。因此该指标体系应格外关注企业资产和负债的实质，结合企业的实际情况对资产和负债进行重新分级。

（三）企业短期偿债能力指标的科学完善

现有企业的短期偿债能力指标在许多方面存在不足，指标是死的，企业却是活的。以静态的指标去评价一个活生生的、不断变化的企业短期偿债能力，显然是不恰当的，它根本无法有效正确地评价企业的现有偿债能力状况。因此，有必要对原有的强调稳定、静态和保守的一些内容进行深入分析研究，科学构建新的企业短期偿债能力评价体系。

1. 动态认识存货及应收账款变现能力

现有评价指标中的速动比率，硬性地视应收账款变现能力强于存贷的设计是不科学的和不符合实际情况的:（1）针对各个企业的实际情况，存货的变现能力并不一定比应收账款的变现能力差，比如供不应求处于卖方市场的存货，基于增值而存储的存货等，其变现能力是非常强的并且价值相对稳定，甚至有增值的潜力。（2）而对于应收账款，其变现能力有待于进一步分析。比如账龄较长，收回可能性很小的应收账款、破产企业的应收账款等，其变现能力是很差的，在报表中体现仅仅是一个象征符号而已。因此，应该给予存货和应收账款的动态认识，结合各个企业实际情况，根据企业存货和应收账款的具体特点，来对其变现能力进行比较评价。具体做法是结合市场需求，对存货资产进行细分，逐一考虑其变现能力及价值；而对应收账款采用账龄分析法，逐一分级考虑其变现能力及净值。此外，随着企业所处的宏观及微观环境的变化，存货及应收账款的变现能力也是始终处于一个动态的过程，必须随时加以追踪、评价及调整，以便该指标更能准确地反映企业的偿债能力情况。

2. 重新界定有关资产及负债内容

现有短期偿债能力指标体系中相关流动资产和流动负债内容的界定与实际情况有一定的脱节，运用现有体系对企业财务风险的预警反应不灵敏，实践的指导性不强，应该对其内容重新界定，使其更贴近实际，更加适应动态的企业环境。在现有指标体系下，企业的实际短期债务并未全部反映在会计报表的流动负债项目中。比如一次还本、分期付息的长期借款中的利息费用，固定资产建设期中予以资本化的长期借款利息均属于企业的短期债务，应归集到流动负债中。同时，企业可用于快速变现偿还的资产也并未全部反映在会计报表的流动资产中。由于某种原因，企业可能将一些长期资产很快出售变为现金，增加短期偿债能力。如企业将持有大量的已上市债券和股票出售，均可以缓解短期流动性问题。未用的银行授信额度，可快速变现的长期资产，以及或有负债和担保抵押等事项，都会影响到企业的短期偿债能力。所以，在重新构建流动资产和流动负债的内容时需要把以上因素考虑进去。同样，相关资产和负债的内容也是一个动态过程，必须不断地即时加以调整、修正。因此，基于科学的发展观，从企业全面、可持续发展的角度出发，新的短期偿债能力指标体系中的流动资产、速动资产以及流动负债的内容应该重新界定如下

流动资产 = 货币资金 + 短期投资 + 剔除掉应收关联企业的应收账款净额 +1 年内到期的长期投资 + 应收票据 + 存货净值 + 其他可用于偿还短期债务的项目

速动资产 = 除专项资金后的货币资金 + 短期投资 +1 年内可收回的剔除掉应收关联企业后的应收账款净额 +1 年内到期的长期投资 + 剔除掉应收关联企业后的应收票据 + 变现能力强的存货净值 + 其他快速变现偿还短期债务的项目

流动负债 = 短期借款 + 剔除应付给关联企业后的应付票据 + 剔除掉应付给关联企业后的应付账款 +1 年内到期的长期借款 +1 年内到期的其他款项 + 其他需在短期内支付的款项

在综合考虑企业各类因素的基础上，在科学运用重新构建的短期偿债能力指标体系来具体评价：企业短期偿债能力时，还必须重视行业差距和行业本身的特点，以客观的、可持续发展的眼光来看待其结果。比如同样速动比率为 0.8 的一个钢铁企业与一个纺织企业所折射的内涵可能是不一样的，即它们所面临的企业风险是不一样的。因此，必须注重企业差异的横向对比和企业自身的纵向比较相结合。只有这样，运用该指标体系所测算出来的结果才更加具有针对性和富有实际指导意义。

（四）指标之外的其他方面的分析

除了运用指标分析短期偿债能力之外，还应辅助其他方面的分析，以使其得到的结论更准确，更有效地为企业服务，帮助企业做出最正确的财务决策。

1. 经营活动中产生现金的能力

企业在经营活动中产生现金的能力取决于企业销售量大小及增长情况、成本开支比例及变动情况、赊销政策及资产管理效率等因素。外部环境的变化及企业的适应能力是分析企业产生现金能力的关键。可以从以下两个方面进行分析。

（1）分析企业近几年的现金流量表，观察企业近几年经营活动中所产生的现金流量是否充裕。重点分析现金流量表中经营活动所产生的现金流量。

首先，要分析基本的经营现金流入和现金流出情况。如果一个企业一段时期从客户处收到的现金大于它进行的各种经营活动的支出，那么，这个现金流量水平应保持相对稳定的正数。这个数字是企业维持正常经营活动的基本保证，长期出现负值是十分不正常的，经营活动将难以维持。生产单一产品的企业在不同的产品生命周期阶段其现金流量的特征是不同的，现金流量的特征与产品生命周期特征是否相吻合是判断现金流量适当性的关键。生产多种产品的企业，由于企业不同产品所处的生命周期可能相互交叉，故整个企业的现金流量应保持在较为稳定的水平才是恰当的。

其次，较多企业将一些现金流量投入到营运资本中，所以还要分析营运资本的投入是否恰当。企业在营运资本上的投入是与企业的有关政策相联系的，如赊销政策决定应收账款的水平，支付政策决定应付账款、预付费用的水平，预期销售增长前景决定企业的库存水平。所以应联系企业自身的战略、行业特征及相关政策来解释企业在营运资本方面的投入是否合理。最后，还可以通过计算比率来分析现金流入与债务偿还的关系；经营活动中现金流量 / 本期到期的债务。

（2）通过分析企业的现金周转期限来判断现金周转的速度。

现金的周转天数等于存货周转天数加应收账款周转天数减应付账款占用天数。一般来说，现金周转天数越少，其周转速度就越快，企业产生现金的能力就越强，企业的偿债能力就越强。

2. 企业的短期融资能力

借新债还旧债是大多数企业都采用的一种还债技巧，所以短期债务偿还能力也包括这方面的能力。但企业短期融资能力往往不能直接从财务报表的项目上看出来，需要对财务报表附注予以分析。

（1）分析企业短期借款的融资成本，若企业的短期借款利息较公布的贷款利息高出很多，说明企业的债权人对企业的信誉较担心，或说明企业尚未得到金融机构的高度信任。在这种情况下，企业发生短期债务危机时很可能要付出高额代价甚至无法应付。

（2）企业是否存在大量未使用的银行贷款额度。这种信贷额度的存在往往是企业保持流动资产与流动负债动态平衡能力的重要体现，银行已同意、企业未办理贷款的限额越大，可以随时增加企业的现金就越多，债务支付能力就越强。

（3）企业是否具有良好的长期融资环境。如是否具有配股资格、是否发行过长期债券且信誉良好。良好的长期融资能力往往是缓解短期流动性危机的重要保证。

（4）企业的长期资产是不是有一部分可以立即变现。企业的长期资产往往是营运中的资产，短期内可能难以变现。但若企业有大量的已上市债券和股票，均可以缓解短期流动性问题。

（5）企业若将应收账款出售或将应收票据贴现，另一方面如有追索权，则会增加企业短期债务数量的风险。

（6）企业若有负债，或为他人提供的信用担保，均会增加企业的短期支付要求且为进一步融资设置了障碍。

3. 流动资产的质量

流动资产是企业进行经营活动的短期资源准备，绝大多数流动资产在今后的经营活动中应转化为现金投入下一轮周转，所以，流动资产的质量也影响今后经营活动中产生现金的能力。资产负债表中，流动资产的质量主要反映为账面价值与市场价值相比是否存在高估的问题。高质量的流动资产应能按照账面价值或高于账面价值而迅速变现。流动资产的质量判别应通过分析每项具体的流动资产项目来得出综合结论。

二、长期偿债能力分析

（一）长期负债概述

1. 长期负债的含义

长期负债是指期限超过一年的债务，一年内到期的长期负债在资产负债表中列入短期负债。

2. 长期负债的特点

（1）保证长期负债得以偿还的基本前提是企业的短期偿债能力较强，不至于破产清算。所以，短期偿债能力是长期偿债能力的基础。

（2）长期负债因为数额较大，其本金的偿还必须有一种积累的过程。从长期来看，所有真实的报告收益应最终反映为企业的现金净流入，所以企业的长期偿债能力与企业的获利能力是密切相关的。

（3）企业的长期负债数额大小关系到企业资本结构的合理性，所以对长期债务不仅要从偿债的角度考虑，还要从保持资本结构合理性的角度来考虑。保持良好的资本结构又能增强企业的偿债能力。

（二）长期负债比率指标的改进

根据现行资产负债率、权益比率和负债权益比率存在的问题，应从长期负债、所有者权益中的长期资金占长期资产的比重上分析评价企业对长期负债的偿债能力。现提出长期资产负债率、长期权益比率和期负债权益比率三个改进后新指标。

1. 长期资产负债率

长期资产负债率是指长期负债占能偿债的长期资产的比例。计算公式为

长期资产负债率=长期负债：能够用来偿债的长期资产

=长期负债÷（固定资产+无形资产+长期投资）

其中能够偿债的长期资产只包括固定资产、无形资产和长期投资。因为长期资产占用资金时间长，资金回收速度慢，因此一般应主要用所有者权益购置。用负债购置部分一般应在 30%~40% 以下，以不超过 1/3 为宜。最高不超过 50%，如果这个指标超过 50%，说明用长期负债购置的资产占长期资产的多数，长期负债偿债能力会产生问题，财务风险较大。在实际经济生活中，我国有一些企业，特别是国有企业，购置固定资产、无形资产所需资金 2/3 来自银行借款，有的甚至百分之百靠借款。这样的企业，长期背着沉重的债务包袱，如果不能偿还到期长期负债，就得进行债务重组或破产清算，财务风险极大。

2. 长期权益比率

长期权益比率是所有者权益中投资在长期资产上这一部分占可偿债长期资产的比重。所有者权益一部分用在流动资产上，也就是营运资金或流动资本，其余的占用在固定资产等长期资产上（它也可能占用在长期待摊费用和其他资产上，但这两部分资产与偿债能力分析无关，故将其排除在外），可把它称为长期主权资金或长期资本，它可以用可偿债长期资产减除长期负债求得。

三、偿债能力分析还应注意的其他问题

（一）将表外项目作为偿债能力分析指标的必要补充

由于计算流动比率、速动比率指标值的数据都来自会计报表，有一些增加短期债务负

担的因素没有在报表的数据反映出来，而这些因素会影响企业的短期偿债能力，有的甚至影响比较大。因此，应将表外项目分析作为偿债能力分析指标的必要补充，以真实，反映企业偿债能力状况。增加企业短期债务的因素。1. 记录的或有负债：或有负债是有可能发生的债务，按我国《企业会计准则》规定，对或有负债并不作为负债登记入账，也不在会计报表中反映，只作表外项目或在会计报表附注中列示。这些或有负债一旦成为事实上的负债，将会加大企业的偿债负担。2. 担保责任引起的负债。企业有可能以自己的一些流动资产为他人提供担保，如为他人向金融机构借款提供担保，为他人购物担保或为他人履行有关经济责任提供担保等。这种担保有可能成为企业的负债，增加偿债负担。

（二）完善现行分析比率的比较标准

企业采用比率分析法时，现行的比较标准主要是按照国际惯例，如流动比率为 2，速动比率为 1；它没有标准的指标即冠以“越大越好”或“越小越好”的描述。运营良好的企业，其资产负债率一般不高于 50%；流动比率应在 1.5 左右；长期资产适合率理论上应大于或等于 100%。而现实中，一方面由于企业间存在行业、生产周期、经营规模、经营复杂程度等诸多差别，如果都使用统一的“2”“1”标准显然不合情理，与我国企业的实际情况存在较大背离，使偿债能力分析失去其应有的意义。

另一方面，企业的有关指标即使达到了上述要求也不能说明其财务状况就处于优良状态。因此，建议应由政府统计机构或行业协会、专业中介机构组织统计调查，按行业、规模等不同特点构建评价指标体系比较标准，以便偿债能力的分析切合我国企业实际，并有据可依。在利用流动比率、速动比率、现金比率、资产负债率等比率指标进行偿债能力分析时，应结合企业的资产结构指标和获利能力指标进行。有许多濒临破产、倒闭的企业，可能表面上其资产、负债、所有者权益与运转良好的企业没有多大区别，但由于其资产、负债内部结构不合理，资产质量极其低下等，其实际偿债能力将大打折扣，故企业偿债能力分析必须结合资产结构指标进行。在进行企业偿债能力分析时，应结合企业获利能力指标进行，只有长期盈利的企业，才有稳定的偿债资金来源，对于一个连年亏损的企业，其成本费用的补偿都有问题，就更谈不上债务的偿还了。因此，应将偿债能力分析与获利能力分析结合起来，以全面掌握企业财务状况。

第三节　盈利能力分析

一、医院赢利显性因素分析

1. 实力强劲、学科综合

以医科大学为依托的附属医院和学科综合的大型医院往往凭借其综合学科实力，基础医疗条件优越，且能紧跟现代医学进展，不断进行技术革新等优势，在医疗市场中常常获得普遍承认。这些医院多数能赢利（即能满足标准的折旧率和一定水平的资产增值率的赢利标准）。

2. 专科特色明显

一些有一定规模的专科医院，其专科技术力量总体强于综合性医院，因而能聚集相当一部分专科病人资源，且这些常常是一些自费就医病员，如眼科、口腔科、性医学、生殖医学、产科、儿科等专科医院，他们也多数能达到赢利标准。

3. 实行现代管理体制，服务紧跟市场变化

正确应用激励机制、竞争机制、分配机制，服务模式灵活，能最大限度地调动医技人员工作热情，从而有效满足人民群众的医疗保健需求，具有良好的服务品牌也是一些医院能够赢利的基本条件。

4. 机构精简，无人力资源浪费

医务人员技术力量过硬，设备精良，设备使用率高，有良好的技术品牌的医院常常能赢利。

从以上亏损或赢利因素分析可见，除医院改造、设备更新与政府投资有关之外，其资源布局、学术背景、学科优势、管理模式、综合技术水平、人力资源利用、设备先进、环境优化、服务温馨等成功因素均与政府投资还是其他形式投资无关。事实上，不管医院属于哪种经济成分投资，只要具备了这些条件就都能具备自行完成医院改造、设备更新的任务；不具备这些条件，即使政府投入了大量资金、设备、土地与优惠政策，也仍然不能保证其进入年年赢利的运营轨道。

二、医院赢利隐性因素分析

现实中，有一个无法回避的问题，就是上述医院实现赢利往往含有以下几项隐性因素。

1. 经营非基础医疗项目。

基础医疗项目国家定价多低于成本，因此，医院往往要开设一些自费医疗服务项目来拓展赢利空间，如开设优级病房、附加人文服务、近视、假牙、美容、减肥、人工生殖、特殊保健、咨询等自选项目等，否则难以赢利。

2. 分解医疗收费项目。

有相当规模及技术水平的大医院往往自行将政府主管部门制定的不合理的医疗价格标准进行分解收费，以抵消那些远远脱离价值规律的基础医疗项目价格所致亏损，使医院的经营收费标准基本符合其价值规律。

3. 与药品制造企业争夺利润空间，想方设法使药品利润率大于或远远大于 15% 的购销差率。

4. 开展价格限制不严的高新技术项目或边缘医学项目，从中获取超额利润。

由此可见，没有一定学科规模、综合技术实力、良好品牌的医院就难以大幅度利用上述“法宝”变相违规地获取自己生存所需的利润。很多医院若失去上述“法宝”可能都难以达到赢利标准。但实事求是地讲，虽然目前医疗市场有点乱，但多数公立医院按照上述标准收费也基本符合医院经营的价值规律。多年来，这一价格水平也已被多数患者事实上所承受，也被政府所默认。

这一事实表明，目前医院的正常运行成本与利润已经能为老百姓消费水平和社会医疗保险金的支付水平所支撑。如果政府主管部门尊重现实，本着实事求是的原则，重新审定各级各类医院基础医疗价格体系，使其基本符合价值规律，并要求医院严格遵守，不得分解，在这种既成事实的价值范围内，医院通过运行机制改革，服务模式改革，提高人力资源利用率，不断追求高新技术等就完全能具备生存、发展空间，从而脱离政府的财政支持，独立经营，自我发展。政府就可以从维护、补贴、保障医院运行的财政负担中解脱出来。

另一方面，以此价格标准推断，如医院能成功经营，就可能具备了获取利润的潜在空间，也就凸现了资本在医疗市场的投资价值，民间资本就具备了填补本地区医疗机构结构上、布局上、服务项目上政府投资不足的现实性。随着民间资本进入医疗市场，政府就有可能逐步脱离在医院建设、改造、维护、保障运行上的财政负担，而转向支持其他公共卫生领域。

第四节 发展能力分析

一、医疗资源导向的战略分析

优势、劣势、机会、威胁分析（SWOT 分析）是战略分析的主要方法之一，它通过对现有情况进行分析，列出优势—劣势、机会—威胁表格，寻找战略目标和制定战略方案。虽然 SWOT 分析可以包括多方面的因素，但主要还是资源导向的战略分析方法。根据这样的分析方法，医院可以运用 4 种基本战略形式。

1. 发扬优势：在其他方面一般与同行比较没有显著差异，但在本院优势明显的情况下，应当重点突出自身优势，可以称为“优势更优”战略。

2. 克服劣势：如果本院存在明显的缺陷，而其他方面又不显著，克服劣势就应当成为当前战略的中心。

3. 抓住机会：在与其他医院竞争实力基本相当的条件下，如果出现了拓展市场的机会，那么战略的重点就是抢占先机、抓住眼前的机会。

4. 消除威胁：如果威胁来自产业环境而非竞争者，就需要独立或者与竞争者联合行动消除威胁，如果威胁来自竞争者，消除威胁的战略实施起来是比较困难的。

二、竞争导向的战略分析

在产业经济分析的基础上，迈克尔·波特开创了基本竞争的战略分析方法，根据他的分析框架，企业从5大竞争力量的交互作用中谋求生存与发展。构成医院竞争环境的5大力量分别为：一是供方，包括药品、器械、设备的供应者，以及场地的提供者、医生、护士等；二是买方，包括患者、患者家属、保险管理机构，甚至还有政府等；三是替代品的竞争，包括很多的非医疗消费，例如健康食品、娱乐、旅游、购房、买车、教育等消费，他们与看病争夺既有的收入；四是潜在购入者，包括政府、其他医疗机构、外资医院、营利机构、福利机构等所有看好同类医疗业务，可能进入的组织和个人，他们形成加剧特定医疗市场竞争的力量；五是在位者的竞争，这是最重要的现实竞争力量，包括所有开展同样或类似业务的医疗服务提供者。在他们以外，政府作为管制者，对医疗市场进行着比较强的管制，也构成医院战略的重要环境力量。比之市场经济国家的通行做法，目前中国政府对医疗市场的管制和放松管制处于变动时期，对于医院发展战略的影响就更大。

波特给出了3种基本的竞争导向战略，即成本领先、差异化、市场集中性战略。根据这种思路，目前中国医院可供选择的竞争战略分别是服务提升、综合医院和特色经营。

1. 服务提升战略：这可以理解为成本领先战略的改版。从服务和成本方面看，当前中国医院面临的主要问题是医疗消费价格水平上涨很快，与大多数普通民众的收入水平比较，医疗价格已经很高，继续大幅调高收费价格的空间不大；二是医疗服务功能发挥的程度很低，医院尚未真正认识到并落实作为服务提供者基本定位。在此基础上，如果某家医院能够在不大幅度提高收费水平的前提下，显著地提高自身的服务水平，显然会获得强劲发展。

2. 以品牌经营为中心的综合发展战略：医疗服务责任重大，医疗工作具有很高的标准化程度，这可能是形成医疗行业管理的重要原因。在大多数情况下，临床医疗工作的规范化程度很高，技术标准和技术规程很严格。除了科研项目以外，从诊治方法方面很难有容易为医疗消费者识别的创新造成实施一般性差异化战略的困难。在这种局面下，医院实行差异化战略的空间比较小。因此，综合医院必须通过医院品牌经营，突出自身特点，给医疗消费者以差异化印象。

3. 特色经营战略：可以看作集中性战略在医院管理方面的运用。特色医院通过面向特定的医疗消费群体，提供专科、专病医疗服务，形成在细分化医疗市场上的全面竞争优势。专科专病的特色既容易吸引特定病人，也易于集中病材，有利于提高医务人员技能，两者相互促进、良性互动。

三、知识进步导向的战略分析

医疗服务是高技能服务，医院是知识密集的组织，与医疗相关的知识进步对医院发展影响很大。我国作为开放的发展中国家，医疗领域自身研究开发成果、医疗技术、设备引进，医疗专业人才培养等方面的进步很快，如果不能在知识方面及时跟进，医疗技术的落后会严重削弱医院的竞争实力。

首先是发现并关注于特定的医疗需求，例如新病种出现、对引起痛苦的治疗方法和手段改进的要求等，这些是医院服务发展的方向，也是医院收入的潜在来源。针对这样的需求进行投资，包括组织研究开发即独立或联合进行，或者学习、引进新的医疗技术、方法、设备和人才等行为。一旦具备了医疗技术手段，就可以提供医疗服务并获得收入，收入超过投资支出和日常开支的部分，就是医院的盈余。盈余用于再投资，形成医院发展的良性循环。重要的是无论是否作为营利组织存在，任何一家医院的生存和可持续发展，都必须以收入大于支出为基本前提，无论余额被称为结余还是利润。

第五节　财务综合分析

一、公立医院财务分析现状

现行公立医院对外报送的财务报表有“资产负债表”“收入支出总表”“医疗收支明细表”“现金流量表”“财政补助收入支出表”“医疗业务成本明细表”“管理费用明细表”“基本数字表”，其中“资产负债表”“收入支出总表”“现金流量表”“医疗收支明细表”为主要财务报表，其他为辅助财务报表。一般传统的财务分析的作用是发现财务工作中的问题，从而能根据问题，制定完善计划，帮助公立医院完善财务体制。公立医院财务分析的主要内容有预算管理指标、结余和风险管理指标、资本运营指标、产出、投入管理指标、收支结构指标、发展能力指标。分析的结果主要通过财务报表进行呈现。分析的方法有比率分析法、差额分析法、比较分析法和因素分析法。

二、公立医院财务分析存在的问题

（一）对财务分析的作用不够重视

财务分析在其他行业已广泛应用，公立医院近几年才对财务分析工作有所重视，财务部门作为重要的决策支持部门，其地位也有所提高。由于引入财务分析的理念比较晚，加上国内市场经济体制发展还不够完善，财务分析在管理决策中没有受到应有的重视和依赖。即使在一些大型综合公立医院，往往也是重业务、轻职能，财务部门作为职能部门，在医院地位不高，人员配置受到限制，工作没有得到足够的重视，从根源上限制了财务分析的能力和效果。

（二）财务分析目标不够明确

财务分析使用主体具有多样性和复杂性的双重特点，而每个使用主体都有各自的分析使用目的，以便于他们各自做出有利于自身的决策。基于此，公立医院在进行财务分析时就需要综合考虑各方面的因素，否则容易出现财务分析目标不明确的情况。过去公立医院曾偏向于以实现经济利益最大化为财务分析评价目标，财务人员在分析时没能有效考虑医院的各利益相关者，做出的财务分析和评价不够全面且缺少侧重点，致使财务信息使用者不能恰当地解读财务报告，最终导致其做出错误的判断和决策。

（三）财务信息有效性与正确性不足

财务分析工作需要公立医院的相关财务和统计信息才能完成，对信息的依赖程度较高。公立医院财务和统计信息的质量决定了财务分析工作结果是否有效。现在公立医院的财务分析的质量不高是因为公立医院的部分信息不够完善和准确，其中包括国家划拨的工作资金、社会保障费需支付的相关资金收入以及在运营过程中的各项经济支出，由于拨付时间差异、金额差异等造成匹配错位，统计信息也时常出现差错或次月的更改，所以在进行财务分析工作时不能收集到全面准确的财务信息数据，在这样的工作条件下也不能够得到精准的财务分析结果。

（四）财务人员工作素质和能力有待提高

财务人员是财务分析工作的执行者，所以财务人员自身的能力与素质将会对财务分析的具体效果产生较大的影响。公立医院的财务人员专业水平有待提升，整体的财务工作能力相对不强，而公立医院对财务人员的培养也不足。财务人员整体工作能力不足同时缺乏主动学习的积极性，所以不能够有效利用现阶段最新的财务分析方法来完成相关工作，同时不能够有效地进行分析和处理工作，不能协调医院各部门完善医院自身的管理工作。

三、对于改进公立医院财务分析的建议

（一）加强财务分析的重视力度

决策者和财务人员在落实财务分析在公立医院经营活动中所起到作用的同时，也要把它提升到一个更高的层次，使其能够为会计信息的使用者提供准确且可靠、真实的会计信息。公立医院管理者要从思想和认识上提高，把财务分析工作作为公立医院财务管理的重要步骤，只有领导班子加强对财务分析的重视，才能敦促各个部门相互加强交流和沟通，以便于努力配合做好财务分析工作。

（二）明确财务分析目标，保证财务信息的准确性及全面性

明确各使用主体的需求，全面做出财务分析，便于他们更加准确的做出决策和发展规划。保证财务信息的准确性和全面性是做好财务分析的有效对策之一。财务分析工作是建立在财务信息的基础之上，财务信息质的高低直接影响到财务分析结果的准确性。确保财

务信息的准确性和全面性可以从以下两点出发。（1）提高财务信息的全面性，制定相关信息披露标准，如披露信息的范围、披露信息的内容等都要做好明确规定。（2）做好监督管理工作。过去阶段中，公立医院财务部门因为工作上的疏忽或是为了自身利益，导致财务信息不够真实、准确。监督管理到位才能确保信息的质量。

（三）提高财务信息的可靠性

财务分析工作是建立在有效且可靠的财务和统计信息基础上进行的，所以需要控制相关信息的整体质量来保证财务分析能够有效开展。提高财务信息的可靠性，首先需要保证财务信息的全面性，这需要公立医院建立完善稳定的财务数据信息库，将医院涉及的财务信息全面地记录到该数据库中，不仅可以保证财务信息及时被使用，同时还可以结合定期披露公立医院的财务状况等措施来提高财务信息的公开透明度，避免因为财务信息不全面而导致的分析异常。其次加强统计数据的监督和管理，经常对统计信息质量进行定时检查，对于其中错误的数据及时处理，保证相关信息的真实性，使财务分析可以准确地把握公立医院的管理状况并根据财务信息指导财务管理工作。

（四）提高财务人员素质

提高财务人员素质也是做好财务分析工作的有效对策。公立医院财务分析工作需要财务工作人员进行，所以财务工作人员的专业素质水平决定财务分析工作的质量，提高财务人员专业素质可以保障财务分析工作的准确性及科学合理性，具体建议如下。（1）积极开展相关专业培训，做好培训规划工作，不仅要促进财务人员掌握财务分析工作相关专业知识，还要培养财务人员全面的成长，从而提高公立医院财务管理工作的总体水平。（2）端正公立医院财务人员的工作态度，规范财务人员的工作行为，培养财务人员的职业道德，使财务部门养成良好的工作风气。（3）做好人力资源管理工作，对财务工作人员的任免要有一套科学的标准，并且做好监督工作。（4）建立完善的绩效考核机制和奖惩制度，对财务人员工作情况进行阶段性的考核，工作优秀的员工进行奖励，工作表现差的员工进行惩罚，从而对公立医院财务人员起到一定的激励效果。

第八章　营运资金管理

良好的营运资金管理是现如今企业生存发展的基础，与企业的日常运营有着密切的关系，营运资金是企业财务活动的一切重要来源，在企业的财务管理中起着举足轻重的作用。本章就对营运资金管理展开讲述。

第一节　营运资金管理概述

一、营运资金的概念与特点

（一）营运资金的概念

营运资金有广义和狭义之分。广义的营运资金又称总营运资金，是指一个企业投放在流动资产上的资金，包括现金、有价证券、应收账款、存货等占用的资金。狭义的营运资金也叫净营运资金，是指流动资产减去流动负债后的差额。营运资金的管理既包括流动资产的管理，也包括流动负债的管理。本章主要介绍流动资产的管理，流动负债的管理包含在相关章节里进行介绍。

1. 流动资产

流动资产是指可以在一年内或超过一年的一个营业周期内变现或运用的资产。流动资产具有占用时间短、易变现等特点。流动资产可以按不同的标准进行不同的分类，常见的分类方式如下。

（1）按经济内容不同划分。流动资产按经济内容不同，可划分为现金、交易性金融资产、应收账款、预付账款和存货等。现金有狭义和广义之分，狭义现金是指企业的库存现金，即为了满足经营过程中零星支付需要而保留的现金；广义现金是指货币形态表现的资金，即货币资金，包括库存现金、银行存款和其他货币资金，其中其他货币资金包括外埠存款银行汇票存款、银行本票存款、信用证保证金存款、信用卡存款、存出投资款等。交易性金融资产是指企业为了近期内出售而持有的债券投资、股票投资和基金投资，如以获取资本利得或价差为目的从二级市场购买的债券、股票、基金等。应收账款是指企业在正常的经营过程中因销售商品、产品、提供劳务等业务，应向购买单位收取的款项。预付账款是指企业按照购货合同的规定，预先以货币资金或货币等价物支付给供应单位的款项。

存货是指企业在日常活动中持有以备出售的产成品或商品、处在生产过程中的在产品、在生产过程或提供劳务过程中耗用的材料和物料等。

（2）按占用特征不同划分。流动资产按其占用是否稳定的特征不同可划分为永久性流动资产和临时性流动资产。一个企业对流动资产的需求数量一般会随产品销售的变化而变化。例如企业在销售旺季对流动资产占用的需求比较高，而在销售淡季对流动资产占用需求较低。但即便是处于销售的最低水平，企业也存在对流动资产的最低需求，这种最低需求是长期存在的。永久性流动资产就是指那些能满足企业长期最低需求的流动资产，其占用通常比较稳定。临时性流动资产则是指那些由于季节性或临时性的原因而形成的流动资产，其占用通常不稳定。当企业销售因季节性或临时性原因而增长时，企业的临时性流动资产占用会随之增长，这种增长是在永久性流动资产占用基础上的变化增长。

此外，还可以按流动资产所处的生产经营环节不同，将其划分为生产领域流动资产、流通领域流动资产以及其他领域流动资产。

2. 流动负债

流动负债是指需要在一年或超过一年的一个营业周期内偿还的债务。流动负债也叫短期负债，具有偿还期短、成本低的特点。流动负债按不同标准有不同分类，常见的分类方式如下。

（1）按经济内容不同划分。按经济内容不同可将流动负债划分为短期借款、交易性金融负债、应付票据、应付账款、预收账款、应付职工薪酬和应交税费等。短期借款是指企业向银行或非银行金融机构借人的、还款期限不超过一年的借款。交易性金融负债指企业采用短期获利模式进行融资所形成的负债。应付票据是由出票人出票，委托付款人在指定日期无条件支付确定的金额给收款人或持票人的票据，代表委托付款人在一定时期内支付一定款项的允诺。应付账款是企业因购买材料、商品和接受劳务供应等经营活动应支付的款项。预收账款是企业按照合同规定或交易双方之约定，向购买单位或接受劳务的单位在未发出商品或提供劳务时预收的款项。应付职工薪酬是企业根据有关规定应付给职工的各种薪酬，包括职工工资、职工福利、社会保险费、住房公积金、工会经费、职工教育经费、非货币性福利等内容。应交税费是指企业根据在一定时期内取得的营业收入、实现的利润等，按照现行税法规定计提的应缴纳的各种税费。

（2）按应付金额是否确定划分。按应付金额是否确定，可以将流动负债划分为应付金额确定的流动负债和应付金额不确定的流动负债。应付金额确定的流动负债是指那些根据合同或法律规定到期必须偿付确定金额的流动负债，如短期借款、应付票据。应付金额不确定的流动负债是指那些要根据企业生产经营情况，到一定时期或具备一定条件时才能确定的流动负债，或应付金额需要估计的流动负债，如应交税费。

（3）按形成原因不同划分。按流动负债形成原因可将其划分为自然性流动负债和人为性流动负债。自然性流动负债是指由于结算程序或有关法律法规的规定等原因，不需要正式安排而自然形成流动负债，如应付账款。人为性流动负债是指由财务人员根据企业对短期资金的需求，通过人为安排所形成的流动负债，如短期借款。

（二）营运资金的特点

要想有效地管理企业的营运资金，就必须把握营运资金的特点，以便开展针对性的管理。营运资金一般具有以下特点：

1. 营运资金周转期短

企业占用在流动资产上的资金周转期较短，通常是在一年或超过一年的一个营业周期内收回。根据这一特点，企业可以采用短期的筹资方式解决对营运资金的需求，如利用短期借款、商业信用等筹资方式提供营运资金。

2. 营运资金占用形态变动性大

营运资金每次循环都要经过采购、生产、销售等过程，例如先用现金购买原材料，再投入生产形成在产品和产成品，然后销售产品形成应收账款，最后收回应收账款得到现金。可见在这个循环过程中，营运资金的占用形态是不断地变化着的。为此，企业有必要在不同形态的流动资产上合理配置资金，以促进资金循环周转的顺利进行。

3. 营运资金占用数量波动性强

营运资金占用的数量会随着企业内外经营条件的变化而变化，时高时低，波动很大。特别是季节性生产的企业，其营运资金的占用数量在不同季节之间的波动更加明显。一般而言，在营运资金的波动过程中，流动负债和流动资产的变动方向是相同的。例如，随着销售的增加，存货和应收账款等流动资产的资金占用会增加，同时应付账款等自发性的流动负债也会增加。根据营运资金占用数量波动性强的特点，企业应事先预计不同时期营运资金的需求量，及时筹措所需要的营运资金，合理调整不同时期的营运资金占用量。

4. 营运资金变现性强

交易性金融资产、应收账款和存货等流动资产一般具有较强的变现能力，企业如果遭遇意外情况而现金短缺、资金周转不灵时，可以迅速变卖这些流动资产，获取所需要的现金，帮助企业渡过难关。因此，持有适当的流动资产对企业应付临时性的资金需求具有重要的意义。企业应该根据营运资金变现性强的特点，合理配置资产结构，保留适当比例的流动资产。

5. 营运资金来源灵活多样

企业筹集长期资金的方式一般包括吸收直接投资、发行股票、发行债券等方式。与此相比，企业筹集营运资金的方式更加灵活多样，通常包括短期借款、短期融资券、商业信用、应交税费、应付股利、应付职工薪酬等多种内、外部融资方式。企业应该根据营运资金来源灵活多样的特点，根据筹资需求选择最合适的筹资方式。

二、营运资金管理原则

（一）满足合理的资金需求

企业营运资金的需求数量与企业生产经营活动有直接关系。一般情况下，当企业产销两旺时，流动资产会不断增加，流动负债也会相应增加；而当企业产销量不断减少时，流动资产和流动负债也会相应减少。企业财务人员应以满足正常合理的资金需求作为首要任务，认真分析生产经营状况，采用一定的方法预测营运资金的需要数量，并及时地筹措、安排所需要的营运资金。

（二）提高资金使用效率

营运资金的周转是指企业的营运资金从现金投入生产经营开始，到最终转化为现金的过程。提高营运资金使用效率的关键就是采取得力措施，缩短营业周期，加速变现过程，加快营运资金周转。企业应在成本效益分析的基础上千方百计地加速存货、应收账款等流动资产的周转，以使用有限的资金服务于更大的产业规模，为企业取得更优的经济效益提供条件。

（三）节约资金使用成本

在营运资金管理中，必须正确处理保证生产经营需要和节约资金使用成本两者之间的关系。要在保证生产经营需要的前提下，尽力降低资金使用成本。一方面，要挖掘资金潜力，加速资金周转，精打细算地使用资金；另一方面，积极拓展融资渠道，合理配置资源，筹措低成本资金，服务于生产经营。

（四）保持足够的短期偿债能力

偿债能力是企业财务风险高低的标志之一。合理安排流动资产与流动负债的比例关系，保持流动资产结构与流动负债结构的适配性，保证企业有足够的短期偿债能力是营运资金管理的重要原则之一。流动负债是在短期内需要偿还的债务，而流动资产则是在短期内可以转化为现金的资产，两者之间的关系能较好地反映企业的短期偿债能力。如果一个企业的流动资产比较多，流动负债比较少，说明企业的短期偿债能力较强；反之，则说明短期偿债能力较弱。但如果企业的流动资产太多，流动负债太少，也不是正常现象，可能是企业流动资产闲置或流动负债利用不足而导致的。

企业需要遵循上述营运资金管理原则，评估营运资金管理中的风险和收益，制定流动资产投资策略和融资策略，对企业该拥有多少流动资产以及如何获取流动资产融资进行决策。实践中，这两方面的决策往往同时开展并且相互影响。

三、流动资产投资策略

流动资产投资策略的核心问题是选择持有流动资产的数量，这种选择需要权衡资产的收益性与风险性，需要考虑企业经营的内外部环境，还需要考虑行业因素及规模因素的影响，并且受决策者风险偏好的影响。

通常按流动资产占用量与业务量水平的关系，可以将流动资产投资策略划分为保守的流动资产投资策略、冒险的流动资产投资策略和适中的流动资产投资策略三个类型。

（一）保守的流动资产投资策略

保守的流动资产投资策略要求企业在一定的业务量水平下保持较多的流动资产。在这种策略下，企业在安排流动资产数量时，在正常生产经营需要量和保险储备量的基础上，再加上一部分额外的储备量，以便降低风险。采用保守的流动资产投资策略风险较小，收益也相应较低。

（二）冒险的流动资产投资策略

冒险的流动资产投资策略要求企业在一定的业务量水平下保持较少的流动资产。在这种策略下，企业在安排流动资产数量时，只安排正常生产经营需要量，不安排或只安排很少的保险储备量，以减少资金占用，提高投资收益率。采用冒险的流动资产投资策略风险较大，收益也相应较高。

（三）适中的流动资产投资策略

适中的流动资产投资策略是对上述两种策略的折中，要求企业在一定的业务量水平下保持适中的流动资产。在这种策略下，企业在安排流动资产数量时，既安排正常生产经营需要量，也安排一定的保险储备量。采用适中的流动资产投资策略风险和收益均适中。

四、流动资产融资策略

在确定流动资产投资水平后，如何运用相关的资金来源去配套，即选择流动资产融资策略，是营运资金管理的又一重要内容。流动资产融资策略的核心问题是如何安排临时性流动资产和永久性流动资产的资金来源。一般来说，永久性流动资产的资金占用长期且稳定，适合通过长期负债融资或权益性融资提供其资金来源；而临时性流动资产的资金占用不稳定，其资金来源可以相对灵活些，比较经济的办法是通过资金成本较低的短期融资来解决。

根据资产的期限结构和资金来源的期限结构两者之间的匹配程度的差异，流动资产融资策略可以划分为保守的流动资产融资策略、中庸的流动资产融资策略和冒险的流动资产融资策略。流动资产融资策略的选择主要取决于管理者的风险偏好，此外它还受不同期限债务资金利率差异的影响。

（一）保守的流动资产融资策略

保守的融资组合策略是用长期资金来源支持非流动资产、永久性流动资产和部分临时性流动资产的占用。这种策略下，企业通常以长期资金来源为临时性流动资产的平均占用融资，短期资金来源仅用于融通超过平均水平部分的临时性流动资产。由于这种策略下短期负债等短期资金来源比重较低，企业不用经常性地去举债、还债，因此较少出现融资困难和不能按时还本付息的风险。但是，由于长期资金来源的资金成本较高，导致长期资金来源比重较高的这种策略收益较低。因此，保守的流动资产融资策略是一种低风险、低收益的策略。

（二）冒险的流动资产融资策略

冒险的流动资产融资策略是用长期资金来源支持非流动资产和部分的永久性流动资产的占用，用短期资金来源支持剩下的永久性流动资产和所有临时性流动资产的占用。在这种策略下，企业使用较多的短期资金来源。短期资金来源的资金成本通常低于长期资金来源，因此，该策略能降低企业的资金成本，提高资金收益率。但另一方面，由于该策略用短期负债等短期资金来源满足部分长期占用资金的永久性流动资产，必然导致企业要经常性地在短期债务到期后归还债务并重新举债，这种经常性的举债、还债，加大了企业筹资的困难和不能按时还本付息的风险。由此可见，冒险的流动资产融资策略是一种高风险、高收益的策略。

（三）中庸的流动资产融资策略

中庸的流动资产融资策略用长期资金来源支持非流动资产和永久性流动资产的占用，用短期资金来源支持临时性流动资产的占用。这种策略在观念上要将资产的期限结构和资金来源的期限结构匹配，但由于资产的使用期限不确定而还款期限确定等原因，导致资产的期限结构和资金来源的期限结构在实际上是做不到完全匹配的。中庸的流动资产融资策略是对上述两种融资策略的折中，它的风险和收益也介于上述两个策略之间，是一种中等风险、中等收益的策略。

第二节　现金管理

现金有狭义和广义之分，狭义现金是指企业的库存现金，广义现金是指货币形态表现的资金，包括库存现金、银行存款和其他货币资金，这里所讲的现金是指广义的现金。

现金是流动资产中流动性最强的资产，拥有较多的现金，企业就具有较强的偿债能力和抗风险能力。但现金的收益性最弱，即使是银行存款，其利率也是很低的，因此现金的持有量不是越多越好。企业现金管理的目标是要在现金的流动性和收益性之间进行权衡，在确保必要的资产流动性的同时，降低现金持有量，提高现金的使用效率。

一、持有现金的动机

企业持有现金出于以下三方面的动机：交易动机、预防动机和投机动机。

（一）交易动机

交易动机又称支付动机，是指企业为满足正常生产经营活动中的各种支付需要而持有的现金，包括为购买原材料、支付工资、上缴税收等日常支出而持有的现金，这是企业持有现金的主要动机。企业日常生产经营发生很多支出和收入，这些支出和收入很少同时等额发生，因此，企业保留适当的现金余额是完全必要的，以避免企业的现金收支不平衡时，中断正常的生产经营活动。

（二）预防动机

预防动机是指企业为应付突发事件需要保持一定数量的现金。这种突发事件包括自然灾害、生产事故、未能及时收回货款等。预防性现金量的多少主要取决于以下三个方面：一是企业现金流量预测的可靠性；二是企业临时举债能力的强弱；三是企业愿意承担现金短缺风险的程度。一般而言，现金流量预测的可靠性较高，临时举债能力较强，愿意承担现金短缺风险的程度较高的企业，其预防动机的现金持有量较低。

（三）投机动机

投机动机是指为抓住突然出现的获利机会而持有的现金。如抓住市场廉价供给原材料或其他资产的机会，或抓住机会以较低价格购进预计上涨的有价证券等。这种获利机会通常一闪即逝，如果企业没有用于投机的现金，就会错过这种机会。通常，投机动机不是生产型企业的主要现金持有动机。

企业的现金持有量一般小于三种动机下的现金持有量之和，因为三种动机的现金持有量可以在一定程度上调剂使用。

二、目标现金持有量的确定

（一）现金周转期模式

现金周转期模式是利用现金周转期求得最佳现金持有量。现金周转期是指从现金投入生产经营开始，到最终转化为现金为止所经历的时间。它大致包括以下三个部分：一是存货周转期，即将原材料转化为产成品并出售所需要的时间；二是应收账款周转期，也叫收现期，即从产品销售形成应收账款到收回现金所需要的时间；三是应付账款周转期，即从收到尚未付款的原材料开始到实际支付价款时所用的时间。

现金周转期模式确定最佳现金持有量的步骤如下。

第一，计算现金周转期。其计算公式为

现金周转期 = 平均存货周转期 + 平均应收账款周转期 – 平均应付账款周转期

第二，计算现金周转率。现金周转率是指一定时期内现金的周转次数，若计算某一年的现金周转率。其计算公式为

$$现金周转率=\frac{360}{现金周转期}$$

第三，计算最佳现金持有量。某一年的最佳现金持有量就等于该年预计现金总需要量除以现金周转率。其计算公式为

$$某年最佳现金持有量=\frac{该年预计现金总需要量}{现金周转率}$$

（二）成本分析模式

成本分析模式考虑持有现金所发生的机会成本、管理成本和短缺成本。

1. 机会成本

持有现金的机会成本是指因为持有一定量现金所丧失的再投资收益，即因为持有现金不能将其用于有价证券投资而产生的机会成本，在数额上通常视同为持有现金的资金成本。例如，假设一个企业的资本成本为 10%，年均持有现金 100 万元，则该企业每年持有现金的机会成本为 10 万元（100 × 10%）。在资本成本率既定的条件下，持有现金的机会成本与现金持有量成正比，是一种变动成本。

2. 管理成本

持有现金的管理成本是指企业因为持有一定量的现金而发生的管理费用，比如现金管理人员的工资、现金安全保护措施所发生的费用等。通常认为在一定的持有量范围内，持有现金的管理成本不会随持有量的变化而变化，是一种固定成本。

3. 短缺成本

持有现金的短缺成本是指企业因为现金持有量不足且又无法及时通过有价证券变现加以补充而给企业造成的损失。比如由于现金短缺而无法购进急需的原材料，使企业的生产经营中断而给企业造成的损失，再如由于现金短缺而无法按时支付货款而造成的信用损失。持有现金的短缺成本与现金持有量之间呈负相关关系，其发生额随现金持有量的增加而下降，随现金持有量的减少而上升。

在成本分析模式下，最佳现金持有量是能使机会成本、管理成本和短缺成本的总和达到最小的持有量。其中管理成本在现金持有量发生变动时保持不变，机会成本随持有量正相关变动，短缺成本随持有量负相关变动，三者总和即总成本达到最低时，所对应的现金持有量为最佳持有量。

（三）存货模式

存货模式借鉴存货经济订货批量模型来确定最佳现金持有量。和成本分析模式类似，存货模式确定最佳现金持有量也要使相关总成本达到最低，但两者考虑的相关成本的内容不同。存货模式认为持有现金的管理成本因为比较稳定，与持有量关系不大，是固定成本，因此可以视为决策的无关成本而不需要考虑。此外，由于现金是否会发生短缺、短缺多少、概率多大以及各种短缺情形发生时可能的损失如何，都存在很大的不确定性并且计量困难，

所以存货模式不考虑短缺成本。

存货模式下只考虑机会成本和转换成本。其中转换成本是指企业用现金购入有价证券以及用有价证券换取现金时付出的交易费用，即现金同有价证券之间相互转换的成本，如买卖佣金、手续费、证券过户费，印花税等。转换成本可以分为两类：一是与委托转换的金额相关的费用，如买卖佣金、印花税等，这部分转换成本从某个预算期间（如一年）来看是固定不变的，是一种固定成本，因为委托转换的总额是可预计的、视为常数的预算期现金总需要量；二是与委托金额无关而与转换次数有关的费用，如委托手续费、过户费等，这部分转换成本每次发生额固定不变，但整个预算期内的发生总额与预算期内的转换次数成正比，所以是一种变动成本。由于固定转换成本固定不变，与决策无关，所以存货模式下考虑的转换成本是相关的变动转换成本。在预计现金总需要量不变的条件下，现金持有量越高，每次委托转换的金额越大，预算期内转换的次数就越少，变动转换成本就越低。

存货模式确定最佳现金持有量时有下列基本假设：企业所需现金可确保在需要时通过有价证券变现取得；企业预算期内的现金总需要量可以预计；现金支出过程均衡、稳定；有价证券的投资报酬率以及每次转换发生的固定交易费用稳定、可知

设 Q 为现金持有量，T 为某个预算期间的现金总需要量，F 为每次出售有价证券以补充现金所发生的固定交易成本，K 为有价证券的投资报酬率即机会成本率，则持有现金的相关总成本（TC）为机会成本与变动转换成本两者的总和

相关总成本 = 机会成本 + 变动转换成本

用字母表示为

$$TC = \frac{Q}{2} \times K + \frac{T}{Q} \times F$$

由上面公式中的 Q 求导，并令其等于零，即可求得最佳现金持有量 Q^*

$$Q^* = \sqrt{\frac{2TF}{K}}$$

将 Q^* 代入原公式即可求得最低相关总成本 T^*

$$T^* = \sqrt{2TFK}$$

（四）随机模式

随机模式认为公司现金流量存在不确定性，在确定公司目标现金持有量时，必须充分考虑这种不确定性。该模式假定公司每日现金流量的分布接近于正态分布，每日现金流量可能高于也可能低于期望值，其变化是随机的。由于现金流量波动时随机的，只能对现金持有量确定一个控制区域，定出上限和下限。当企业现金余额在上下限之间波动时，表明企业的现金持有量处于合理的水平，不需要在现金和有价证券之间进行转换调整。当企业现金余额达到上限时，则将部分现金用于购买有价证券，使现金持有量下降；当现金余额达到下限时，则变卖部分有价证券，使现金持有量回升。

三、现金收支管理

金收支管理的目的在于提高现金使用效率，为达到这一目的，应做好以下几方面的工作。

（一）尽量做到现金流量同步

如果企业能做到现金流量同步，使企业的现金流入与现金流出在数量上和时间。上趋于一致，就可以使其所持有的交易性动机的现金余额降低到最低水平。

（二）合理使用现金浮游量

现金的浮游量是指企业账户上的现金余额与银行账户上所示的企业存款余额之间的差额。从企业开出支票，收款人收到支票存入银行，至银行将款项划出企业账户，支票金额对应的现金在这段时间里的占用即为现金浮游量。现金浮游量是企业已付，银行未付的款项，尽管企业已经开出了支票，但仍可在活期存款账户上动用这笔资金。需要注意的是企业利用现金浮游量必须控制好时间，以免发生透支现象。

（三）加速收款

加速收款主要是指缩短应收账款周转期。发生应收账款会增加企业资金的占用，但它又是必要的，因为它可以扩大销售规模，增加销售收入。关键是要做到一方面利用应收账款吸引客户，另一方面还要想办法缩短收款时间。为此，企业需要权衡确定合理的收账政策。此外，企业想办法尽量缩短从客户开出支票到将支票送交银行办理结算的时间也能起到加速收款的作用。

（四）推迟应付款项的支付

推迟应付款项的支付是指企业在不影响自身信誉的条件下，充分利用供货方提供的信用优惠，尽可能地推迟应付款的支付期。如果急需现金，企业甚至可以放弃供货方的现金折扣优惠，在信用期的最后一天支付款项。当然，放弃现金折扣的成本是很高的，需要权衡利弊得失定夺。

第三节　应收账款管理

一、应收账款管理的目标

应收账款从其产生来看主要有两个原因。（1）适应商业竞争的需要。在竞争机制的作用下，迫使企业以各种手段扩大销售。除了依靠产品质量、价格、售后服务、广告等之外，企业实施赊销策略也是扩大销售的手段之一。企业适应竞争的需要采用赊销方式而形成的应收账款是一种商业信用，是应收账款发生的主要原因。（2）企业销售和收款上的时间差。

就一般批发和大量生产的企业而言，发货的时间和收到货款的时间往往不同，作为销售方的企业承担由此产生的资金垫支，形成应收账款。由于销售和收款上的时间差造成的应收账款不属于商业信用，也不是应收账款管理的主要对象。

应收账款具有两面性：一方面企业通过提供商业信用，采取赊销、分期付款等销售方式，可以扩大销售收入，降低存货，增加利润；另一方面较高的应收账款会导致较高的相关成本发生。同时较高的应收账款，导致较高的资金占用，从而会影响企业资金的流动性和资金的利用效率。因此，应收账款的管理目标在于在通过应收账款管理扩大销售收入、提高竞争能力的同时，尽可能地控制应收账款相关成本，并提高应收账款的流动性。

二、应收账款的成本

应收账款的成本主要包括机会成本、管理成本和坏账成本。

（一）机会成本

应收账款的机会成本是指因资金投放在应收账款上而丧失的其他投资收益。应收账款会占用企业一定量的资金，而企业如果不把这部分资金投放于应收账款，便可以用于其他投资并可能获得收益，例如可以投资债券获得利息收入。应收账款的机会成本并不是实际发生的成本。应收账款的机会成本可按以下公式计算：

$$\text{应收账款机会成本}=\text{维持赊销业务所需要的资金}\times\text{资本成本}$$

维持赊销业务所需要的资金计算公式为

$$\text{维持赊销业务所需要的资金}=\text{应收账款平均余额}\times\text{变动成本率}$$

其中

$$\text{应收账款平均余额}=\frac{\text{年赊销额}}{360}\times\text{平均收现期}$$

（二）管理成本

应收账款的管理成本是指企业为管理应收账款而发生的开支，是从应收账款发生到收回期间所有与应收账款管理系统运行有关的费用。主要包括调查客户信用状况的费用、收集信用信息的费用、应收账款簿记费用、收账费用和相关管理人员成本。当应收账款的规模属于某个特定范围时，其管理成本一般比较稳定，可视为固定成本。当应收账款的规模脱离某个特定范围后，其管理成本将跳跃到一个新的水平再继续保持一种固定成本的属性。

（三）坏账成本

应收账款的坏账成本是指由于应收账款因故不能收回而给企业带来的损失。坏账成本的高低与客户的信用状况有直接关系，且与企业的管理水平相关。企业管理水平越高，对客户信用状况的调查越全面、仔细，对客户的监督和催讨越有力，则坏账损失发生额就越低。坏账成本的测算一般是通过坏账损失率与赊销收入相乘得到。即

$$\text{坏账成本}=\text{年赊销额}\times\text{坏账损失率}$$

三、信用政策

信用政策是指企业在采用赊销方式时，为了对应收账款投资进行规划和控制而确定的基本原则与行为规范，包括信用标准、信用条件和收账政策三个方面。

（一）信用标准

信用标准是信用申请者获得企业所提供的信用必须达到的基本条件，通常以坏账损失率作为判定的依据。如果客户达不到企业的信用标准，就不能享受企业所提供的信用或只能享受较低的信用优惠。信用标准宽，可以扩大销售额，但会相应增加坏账损失和应收账款的机会成本。信用标准严，可以减少坏账损失，减少应收账款的机会成本，但不利于扩大销售额，甚至会减少销售额。因此，对信用标准的管理就是对信用标准宽严度的把握，要在增加的收益与增加的应收账款成本之间进行权衡。

影响信用标准的因素包括以下几个方面：同行业竞争对手的情况。在产品品种、质量、价格等因素基本相同情况下，如果对手实力更强，就需采取较宽松的信用标准。反之，信用标准可以严格一些；企业承担违约风险能力。当企业具有较强的违约风险承受能力时，信用标准可以宽松一些，以提高竞争力，争取客户，扩大销售。反之，如果企业承担违约风险的能力比较脆弱，就应该选择较严格的信用标准以降低违约风险；客户的资信程度。客户的资信程度越高，信用标准可以越宽松；客户的资信程度越低，则信用标准应该越严格。

企业在设定顾客的信用标准时，往往要先评估其赖账的可能性，这可以通过“5C”系统来完成。“5C”是指评估顾客信用品质的五个方面：品质（character）、能力（capacity）、资本（capital）、抵押（collateral）和条件（condition）。

1. 品质

品质指顾客履约或赖账的可能性，这是决定是否给予客户信用的首要因素，主要通过了解顾客以往的付款履约纪录进行评价。

2. 能力

能力指顾客的偿债能力，取决于顾客资产特别是流动资产数量、质量以及与流动负债的比率关系。一般来说，企业流动资产的数量越多，流动比率越大，表明其偿付债务的物资保证越雄厚，反之，则偿债能力越差。同时，还应注意顾客流动资产的质量，看是否有存货过多、过时、质量下降，影响其变现能力和支付能力的情况。

3. 资本

资本指顾客的经济实力和财务状况，是偿付债务的最终保证，一般从财务报表中获得。

4. 抵押

抵押指顾客提供的可作为资信安全保证的资产。这对于不知底细或信用状况有争议的顾客尤为重要。一旦收不到这些顾客的款项，便以抵押品抵补。如果这些顾客能够提供足够的抵押，就可以考虑向他们提供相应的信用。

5. 条件

条件指可能影响顾客付款能力的经济环境。例如万一出现经济不景气，会对顾客的付款能力产生什么样的影响，顾客会如何做等，这需要了解顾客在过去困难时期的付款历史。

上述各方面的信息主要通过以下渠道得到顾客的财务报表资料、银行核查、信用评估机构的报告、与某一顾客过往的交易记录等。

（二）信用条件

信用条件是指企业要求客户支付赊销款项的条件，包括信用期限、折扣期限和现金折扣。如“2/10，n/30”是一项信用条件，它表示如果在发票开出后 10 天内付款，可享受 2% 的折扣；如果放弃折扣，则全部货款必须在 30 天内付清。这里信用期是 30 天，折扣期是 10 天，现金折扣为 2%。为客户提供优惠的信用条件能增加企业的销售收入，但也会增加成本。因此，确定信用条件需要考虑成本与收益的关系。如果某项信用条件的改变增加的收益大于增加的成本，则这种改变是可行的。

1. 信用期限

信用期限是指企业为客户规定的最长付款期限。信用期限的长短，与销售收入、应收账款、坏账损失都密切相关。信用期限越长，表明企业给予客户的信用条件越优惠，它促使企业销售收入增长，同时也使应收账款的成本和坏账损失随之增加。因此，必须比较改变信用期限带来的边际收益和边际成本，才能决定是否改变信，用期限。

2. 现金折扣与折扣期限

折扣条件包括现金折扣和折扣期限。现金折扣是企业对顾客在商品价格上的扣减，折扣期限是指企业规定的客户可享受现金折扣的最迟付款时间。企业给出折扣条件，其目的在于吸引顾客为享受现金折扣优惠而提前付款，从而加速企业应收账款的回收。

现金折扣的通常用类似于“3/10，1/20，*n*/30”这样的符号表示。在这个例子中，3/10 表示 10 天内付款可以享受 3% 的折扣；1/20 表示 20 天内付款可以享受 1% 的折扣；*n*/30 表示付款的最长期限为 30 天，此时付款无优惠。

在给予客户现金折扣时，如果折扣率过低，无法产生激励客户提早付款的效果；如果折扣率过高，又导致现金折扣成本过高。企业能否提供现金折扣，主要取决于提供现金折扣加速应收账款收回所增加的收益是否大于所增加的成本。因此在评价上，只要给予折扣后成本的节约大于折扣的支出，则方案可行。

（三）收账政策

收账政策是指信用条件被违反、客户拖欠甚至拒付账款时企业所采取的收账策略与措施。正常情况下，客户应该按照信用条件中的规定期限及时付款，履行其购货时承诺的义务。但现实生活中，有的客户由于种种原因在信用期满后仍不能支付账款。此时，企业应采取一定的收账方式来收回账款。企业可以采用信函、电话、面谈等方式自行收账；如果无效，可以进一步考虑委托商账追收公司收账；最后还可以考虑提出法律诉讼追讨债款。

企业如果采取积极的收账政策，可以减少应收账款的占用，并减少应收账款的机会成本和坏账损失，但会导致收账成本的增加。如果采用消极的收账政策，则收账成本较低，但会增加应收账款的占用，并增加应收账款的机会成本和坏账损失。企业需要对增减变动的应收账款成本进行权衡，以评价收账政策是否可行。

四、应收账款的日常管理

应收账款管理难度较大，需要在平时做好客户信用调查、客户信用评估及日常追踪等工作。

（一）客户的信用调查

信用调查是指收集和整理反映客户信用状况的有关资料的工作，它是正确评价客户信用的前提条件，是企业应收账款日常的基础。客户的信用调查一般有以下途径。

1. 直接调查

直接调查是指调查人员通过与被调查单位进行直接接触，通过当面采访、询问、观看等方式获取信用资料的方法。直接调查有利于企业快速、直接地获取所；需要的信息，但直接调查获得的资料基本上是感性的资料，而且被调查单位有可能抵触调查或隐瞒对自己不利的信息。

2. 间接调查

间接调查是以被调查单位及其他单位保存的有关原始记录和核算资料为基础，通过加工整理获得被调查单位信用资料的一种方法。这些资料主要来自以下几个方面。

（1）财务报表。通过财务报表分析，可以基本掌握一个企业的财务状况和信用状况。

（2）信用评估机构。因为评估方法先进，评估调查细致，评估程序合理，所以专门的信用评估部门可信度较高。在我国，目前的信用评估机构有三种形式：第一种是独立的社会评级机构，它们根据自身的业务需要吸收有关专家参加，不受行政干预和集团利益的牵制，独立自主地开办信用评估业务；第二种是政策性银行、政策性保险公司负责组织的评估机构，一般由政策性银行、政策性保险公司的有关人员和各部门专家进行评估；第三种是由商业银行、商业性保险公司组织的评估机构，由商业性银行、商业性保险公司组织专家对其客户进行评估。

（3）银行。银行是信用资料的一个重要来源，许多银行都设有信用部，为其顾客服务，并负责对其顾客信用状况进行记录、评估。但银行的资料一般仅愿意在内部及同行间进行交流，而不愿向其他单位提供。

（4）其他途径。如财税部门、工商管理部门、消费者协会等机构都可能提供相关的信用状况资料。

（二）评估客户信用

收集好客户信用资料以后，就需要对这些资料进行分析、评价。企业一般采用“5C”

系统来评价，并对客户信用进行等级划分。在信用等级方面，目前主要有两种：一种是三类九等，即将企业的信用状况分为 A、B、C 三类，以及 AAA、AA、A、BBB、BB、B、CCC、CC、C 九等，其中 AAA 为信用最优等级，C 为信用最低等级。另一种是三级制，即分为 AAA、AA、A 三个信用等级。

（三）应收账款追踪分析

为了按期足额收回应收账款，企业有必要对该应收账款进行追踪分析。

1. 应收账款账龄分析

应收账款账龄分析是对应收账款账龄结构的分析，是指企业在某一时刻，将所发生在外各笔应收账款按照开票日期进行归类，计算出不同账龄的应收账款占总额的比重。

2. 应收账款收现保证率分析

应收账款收现保证率是为了适应企业现金收支匹配关系的需要，确定出的有效收现的账款应占全部应收账款的百分比，是二者应当保持的最低比例。其计算公式为

某期应收账款收现保证率 = 当期必要现金支付总额 – 当期其他稳定可靠的现金流入总额 / 当期应收账款总额

应收账款收现保证率指标反映了企业既定会计期间预期现金支付总额扣除各种可靠、稳定的现金来源后，必须通过应收账款有效收现予以弥补的最低保证程度，是企业控制应收账款收现水平的基本依据。

（四）应收账款保理

保理又称托收保付是指卖方（供应商或出口商）与保理商间存在的一种契约关系。根据契约，卖方将其现在或将来的基于其与买方（债务人）订立的货物销售（服务）合同所产生的应收账款转让给保理商，由保理商提供下列服务中的至少两项：贸易融资、销售账户管理、应收账款的催收、信用风险控制与坏账担保。可见，保理是一项综合性的金融服务方式，其同单纯的融资或收账管理有较大区别。

应收账款保理是企业将赊销形成的未到期应收账款，在满足一定条件的情况下转让给保理商，以获得流动资金，加快资金的周转。保理可以分为有追索权保理（非买断型）和无追索权保理（买断型）、明保理和暗保理、折扣保理和到期保理。

有追索权保理是指供应商将债权转让给保理商，供应商向保理商融通货币资金后，如果购货商拒绝付款或无力付款，保理商有权向供应商要求偿还预付的货币资金，如购货商破产或无力支付，只要有关款项到期未能收回，保理商都有权向供应商进行追索，因而保理商具有全部“追索权”，这种保理方式在我国采用较多。无追索权保理是指保理商将销售合同完全买断，并承担全部的收款风险。

明保理是指保理商和供应商需要将销售合同被转让的情况通知购货商，并签订保理商、供应商、购货商之间的三方合同。暗保理是指供应商为了避免让客户知道自己因流动资金不足而转让应收账款，并不将债权转让情况通知客户。

折扣保理又称为融资保理，即在销售合同到期前，保理商将剩余未收款部分先预付给销售商，一般不超过全部合同额的 70%~90%。到期保理是指保理商并不提供预付账款融资，而是在赊销到期时才支付，届时不管货款是否收到，保理商都必须向销售商支付货款。

应收账款保理对于企业而言，其财务管理作用主要体现在：（1）融资功能。应收账款保理，其实质是利用未到期应收账款这种流动资产作为抵押进行融资。对于规模小、销售业务少的企业来说，利用保理业务进行融资是一种较便利的选择。（2）减轻应收账款的管理负担。面对市场的激烈竞争，企业可以选择把应收账款转让给专门的保理商进行管理，使企业从应收账款的管理之中解脱出来。（3）减少坏账损失、降低经营风险。企业可以利用买断型保理，将全部的收款风险转由保理商承担，有效地减少坏账损失。（4）增强销售能力。由于企业有能力利用应收账款保理融资，企业会对采购商的付款期限作出较大让步，从而大大增加了销售合同成功签订的可能性，拓宽了企业的销售渠道。

第四节 存货管理

存货是指企业在生产经营过程中为生产或销售而储备的物质，包括原材料、在产品、半成品、产成品等。存货是联系产品的生产和销售的重要环节，存货控制或管理效率的高低，直接反映并决定着企业收益、风险、流动性的综合水平，而且对大多数企业来说，存货在营运资金中往往占有较大的比重。因此，存货管理是企业财务管理的一项重要内容。

一、存货的功能与存货管理的目标

（一）存货的功能

存货的功能是指存货在生产经营过程中的作用，具体表现如下。

1. 保证生产经营活动正常开展

生产过程中所需要的原材料，是生产中必需的物质资料。企业为了保证生产顺利进行，需要适当储备一些生产所需的原材料这样的存货，从而能有效防止，停工待料事件的发生，维持生产的连续性。

2. 适应市场需求变化

由于市场的需求处于变化之中，一旦市场需求下降，会导致企业的库存积压，而市场需求上升，则会导致存货不足，企业白白丧失获利的机会。适当储备存货能增强企业在生产和销售方面的机动性以及适应市场变化的能力。

3. 便于均衡组织生产

对于企业所生产的季节性产品，其生产所需的材料往往具有季节性，供应量和价格在不同季节波动很大。因此，企业为了实现均衡生产，降低生产成本，就必须适当储备一定的原材料存货。

4. 可以降低进货成本

很多企业为扩大销售规模而提供商业折扣，即客户购货达到一定数量时，企业便在价格上给予其相应的折扣优惠。为了获得商业折扣，企业往往需要批量集中进货，由此增加了企业的存货。这反过来看，便是存货可以降低进货成本。此外，在采购总量不变的前提下，增加每次购货数量会减少购货次数，可以降低采购费用支出，同时带来存货的增加，这也体现出存货可以降低进货成本的功能。

（二）存货管理的目标

企业持有充足的存货，不仅有利于生产过程的顺利进行，节约采购费用与生产时间，而且能够适应市场变化迅速满足客户的各种订货要求，从而为企业的生产和销售提供较大的机动性，避免因为存货不足带来的机会损失。但存货的增加必然要占用更多的资金，这会使企业付出更大的持有成本或机会成本，而且存货的储存成本也会增加，影响企业获利能力的提高。因此，存货管理需要权衡存货所带来的收益和增加的成本，其目标是要在充分发挥存货功能的基础上，合理控制存货水平，提高资金流动性，降低存货成本。

二、存货成本

存货的成本主要包括以下几个方面。

1. 采购成本

采购成本是指存货本身的价值，即为购买存货所支付的代价，包括存货的买价和运杂费等。采购成本的多少取决于企业在一定时期内需要的数量和单价。在单价不随采购数量变动时，用不变的单价去乘可预计的年采购数量所得到的年采购成本就是一个不变的数字，即此时采购成本是固定成本，与采购批量没有关系，是采购批量决策的无关成本。如果供应商提供商业折扣，在采购批量达到折扣起点时，采购单价将发生变动，年采购成本也将随着单价的变动而发生相应的变动，此时采购成本与采购批量的决策相关，是一个相关成本。

2. 订货成本

订购成本是指企业在组织货源的过程中支付的费用。一般包括采购部门的日常经营费用，如采购人员的工资、折旧费、入库搬运费和水电费等，还包括专门为订购存货发生的业务费用，如差旅费、邮电资等支出。订购成本按其发生额与订货次数的关系，可以分解成变动订货成本和固定订货成本。变动订货成本与订货次数成正比，单位变动订货成本即每次订货费用则保持不变。当存货采购批量发生变动时，订货次数会随之反向变动，由此导致订货成本也发生变动，因此变动订货成本受采购批量的影响，是采购批量决策的相关成本。固定订货成本固定不变，不受采购批量变动的影响，是采购批量决策的无关成本。

3. 储存成本

储存成本是企业为持有存货而发生的费用。包括存货占用资金的机会成本、仓储费用、保险费用、存货残损霉变损失等。储存成本按其发生额与平均储存量的关系可以划分成变动储存成本和固定储存成本。那些与存货储存水平高低无关而保持不变的储存成本是固定储存成本，那些随储存量的变化而正比例变化的储存成本则为变动储存成本。采购批量的变动会带来储存量的同向变动，并导致变动储存成本的同向变动。显然，变动储存成本是采购批量决策的相关成本。固定储存成本固定不变，不受采购批量变动的影响，是采购批量决策的无关成本。

4. 缺货成本

缺货成本是因存货供应中断而给企业造成的损失，包括由于材料供应中断造成的停工损失、成品供应中断导致延误发货的信誉损失及丧失销售机会的损失等。如果企业为完成订单任务，紧急采购代用材料解决库存材料中断之急，那么紧急采购超过正常采购的额外支出也是一种缺货成本。缺货成本能否作为决策的相关成本，应视企业是否允许出现存货短缺的不同情形而定。若允许缺货，则缺货成本便与存货数量反向相关，即属于决策相关成本，反之，若企业不允许发生缺货情形，则此时缺货成本为零，也就无须加以考虑。

三、目标存货持有量的确定

存货决策除了决定进货项目、选择供货商之外，还要决定合理的进货时间和进货批量，以使存货相关总成本达到最低。这种能使存货相关总成本达到最低的进货批量叫经济订货量或经济批量。

（一）经济订货量基本模型

经济订货量基本模型是建立在一系列严格假设的基础上的，这些假设包括存货总需求量确定；采购的物资集中到货一次性入库，然后被均匀消耗；供应商不提供商业折扣，供应充足，采购单价不变；企业资金充足，能够及时补充存货，不允许缺货现象存在。

由于模型假设中不允许缺货现象的存在，所以不存在缺货成本。又由于存货采购单价不变，全年存货总需求量确定，所以两者的乘积即采购成本保持不变，不受采购批量变化的影响，是一项无关成本可以不用考虑。此外，固定储存成本和固定订货成本固定不变，是无关成本也不需要考虑。于是存货的成本中，该模型只需考虑变动储存成本和变动订货成本，相关总成本为两者之和

相关总成本 = 变动储存成本 + 变动订货成本

（二）基本模型的扩展

放宽经济订货量基本模型的假设，可以扩展模型，扩大其适用范围。

1. 再订货点

一般情况下，订货需要一定的交货时间，即从发出订单到货物验收入库所经历的时间。因此，为了避免停工待料使生产停顿，企业不能等到存货用完再去订货，而需要在没有用完时提前订货。企业提前订货，在其发出订单时尚有的存货库存量称为再订货点。再订货

点要能满足交货时间内企业生产的需要量。若不考虑保险储备量，再订货点就等于交货时间和每日平均需要量的乘积。用 R 表示再订货点，用 L 表示交货时间，用 d 表示每日平均需要量，则

$$R = L \cdot d$$

2. 存货陆续入库模型

在建立基本模型时，是假设存货一次性到货入库的。但事实上，各批存货可能是陆续入库，使库存量陆续增加。尤其是产成品入库和在产品的转移，几乎总是陆续供应和陆续耗用的。

3. 考虑数量折扣

在实际经济活动中，供货商为争取顾客多订购材料，加速资金周转，往往采取数量折扣的供应方式，即当顾客每次订购材料超过一定数目时，便予以价格上的优惠。购货企业接受数量折扣条件，有利于降低材料购买价格，从而降低采购成本，而且由于每次购买数量越大，其采购次数越少，从而可降低订货成本。但是，由于每次订货数量加大，导致存货平均储存量增加，势必提高储存成本。此时，进货企业对经济订货量的确定，除了考虑订货成本和储存成本外，还应考虑存货的采购成本，即在有数量折扣的条件下，能使采购成本、订货成本和储存成本之和达到最小的采购批量为经济订货量。

4. 保险储备

前面讨论的经济订货量是以耗用均匀为前提的，实际上企业对存货的耗用水平可能发生变化，交货时间也可能延误。交货期间如果企业的耗用量增大或交货时间延误，就会发生缺货，保险储备是为防止这种现象的产生而多储备的一些存货，它也称为安全存量。在有保险储备的情况下，企业的再订货点等于交货时间的正常需要量加上保险储备量。

保险储备的存在，可以减少供应短缺而造成的损失，但过多储备，势必造成资金的积压，增加储存费用。企业应找出合理的保险储备水平，使缺货成本和保险储备成本之和达到最小。此时考虑是存货相关总成本为

$$相关总成本 = 保险储备成本 + 缺货成本$$

其中

$$缺货成本=单位缺货成本 \times 每年订货次数 \times 每次订货的缺货量$$

$$保险储备成本=保险储备量 \times 单位年均储存成本$$

每次订货的缺货量可根据概率计算，主要取决于需求量的变化和供应量的变化。

四、存货日常管理

存货日常管理是营运资金管理的一个重要方面，搞好存货日常管理，对于改善企业生产经营活动，提高流动资金利用效果具有重要的意义。

（一）ABC 管理

ABC 管理法又称重点管理法。它是根据一定的标准对事物进行分类，分清重点和一般，区别对待实施管理的一种管理方法。其基本原理，可概括为“区别主次，分类管理”。存货 ABC 管理是将企业各种存货按重要性程度分为 A、B、C 三类，分别实行按品种重点管理、按类别一般控制和按总额灵活掌握。

进行存货分类的标准有两个：一是金额标准；二是数量标准。其中金额标准是主要的，数量标准只作为参考。A 类存货的特点是金额大，品种数量少；B 类存货的特点是金额和数量水平一般；C 类存货的特点是金额小，但品种数量繁多。一般而言，三类存货的金额比重大致为 A ∶ B ∶ C=7 ∶ 2 ∶ 1；品种数量比重大致为 A ∶ B ∶ C=1 ∶ 2 ∶ 7。

对 A 类存货，企业应按每一个品种进行管理，严格控制，经常检查库存，认真确定其消耗定额、经济订货量等指标。对 C 类存货，企业可以采用简化的控制方式进行管理，一般只要把握一个总金额就可以了。对 B 类存货的控制介于 A 类存货和 C 类存货之间，企业可以通过划分类别的方式进行管理。

（二）零库存管理

零库存管理也叫适时制库存控制或看板管理。零存货管理在 20 世纪 70 年代由日本丰田汽车公司提出并用于实践。在这种管理系统下，企业是事先和供应商协调好，让供应商将必要的原材料和零部件，以必要的数量和完美的质量，在必要的时间，送往必要的地点。并且和客户协调好，在产品完工后不在企业停留立即送往客户手中。这样，企业的存货持有水平就可以大大下降，企业的供应、生产和销售形成连续的流畅的运动过程。显然，实施零库存管理需要稳定、标准的生产程序以及诚信的供应商，否则极易导致企业生产的停顿。目前，已经有越来越多的企业采用零库存管理减少甚至消除对存货的需求。零库存管理的思想被进一步发展应用于整个生产经营过程一集开发、生产、库存和分销于一体，大大提高了企业运营管理效率。

第九章　人工智能对财会的挑战及对策

随着社会的不断发展，科技也有了飞速的发展，人工智能技术逐渐进入到人们的视野中，人工智能的应用领域也越来越多。本章主要讲述了人工智能给财务带来的挑战以及应有的对策。

第一节　财会人工智能研究理论基础

一、人工智能技术在智慧财务管理中的发展

人工智能技术可以说是当前世界上的尖端技术之一，而将人工智能技术融入智慧财务的管理中，可以实现财务管理过程中的主动化和安全化。目前，已经将人工智能技术成功的应用在银行等金融机构的 ATM 机上，部分企业也在财务管理过程中也融入了人工智能技术来跟踪企业在经营过程中的财务信息，分析企业经营过程中的财务状况，从而企业的管理者可以通过相应的财务报表来做出正确的决策，同时还可以通过智慧财务管理系统在企业经营中实现投资的最优化组合。

二、人工智能背景下智慧财务的管理方式

1. 在智慧财务管理中应用专家系统

在智慧财务管理中所应用的专家系统，从本质上来说专家系统是指在财务管理领域具有专家水平理解能力的程序系统。通过该系统在财务管理中运用，并为财务管理系统赋予了专家的工作经验和专业知识，便可以让财务系统像该领域的经济学专家一样工作，这样就可以在财务管理过程中，短时间内对相应的问题进行较高水平的解答。从专家系统上的结构来分析，专家系统主要是由一个专门领域的数据知识库进行构成，同时该数据知识库还配套了相应的推理机制和识别机制，这主要包括数据知识、推理系统、财务工作数据库、财务工作业务界面、解释程序、系统知识获取程序。

在智慧财务管理中运用专家系统主要可以通过以下四种途径，分别是通过人工智能通用的程序设计语言、计算机专用知识表示和处理语言、高级程序设计语言、专家系统自带语言等。财务管理中专家系统可以将相应的财务管理知识、财务管理经验和财务管理功能

组合成一套完整的程序系统。在进行财务应用的过程中，便可以通过这套专家系统来解决财务管理过程中出现的各种问题。从通常意义上来说，智慧财务管理过程中的增加系统可以替代传统的财务管理专家来做一些相对于复杂的财务管理过程，也可以对财务管理中的相关数据进行准确的描述，对企业的经营报告进行诊断，对企业的经营效益进行分析，通过一系列实证来验证企业的财务数据。同时，专家系统还可以结合企业的经营过程中所处于的市场环境和财务管理环境，以企业自身的经营理念来对财务报告做出最终的抉择。而实现上述这些功能的主要原因是智慧财富管理中的专家系统在处理财务问题的过程中，可以将相对于比较复杂的财务问题分解成比较容易的各个子问题，然后再对每一个子问题进行单独的数据搜索，并将子问题中的相应问题归结于财务现实再进行求解。

智慧财务管理中的专家系统，还可以根据财务管理的相应内容分化为企业筹资管理专家系统来对资金进行管理、企业投资管理专家系统来对资金进行投资、企业运营管理专家系统来调控企业经营过程中的风险和危机、企业分配管理专家系统来维持企业内部的联合运营。同时，上述的各个专家系统又可以被分化到财务管理规划中的各个部门，甚至专家系统还可以进入相应模块的子系统中，或是与预测子系统、财务预算子系统、财务分析子系统、财务管理子系统、财务控制子系统等相应的子系统进行整合工作。通过系统与系统之间的整合工作，便可以在智慧财务管理中将专家系统的功能发挥的更加全面，这样就可以在财务管理中通过专家系统对财务进行准确的预测，使企业的财务预算更加贴合企业实际的运行情况。此外，通过智慧财务管理中的专家系统在财务管理中进行准确的财务决策，进而确保对财务进行全面的管理和控制。在上述保障专家系统正常运行的系统中，财务决策系统处于核心地位，其他相应子系统在财务管理中对财务决策系统起到辅助作用，因此又可以称之为智能财务决策辅助系统。通过这套系统就可以在企业财务管理过程中，对企业的内部控制进行准确的评估，对企业的资产配置进行大致的评估，然后还可以通过相关的企业财务信息来预测企业的投资时间、贸易活动，或是对市场投资过程中的投资方案进行优化和改进。

2. 在智慧财务管理中应用模式识别系统

在智慧财务管理中所应用的模式识别系统，主要是指对在财务管理中对具有一定特征或是各种形式的信息进行分类处理，再对这些信息进行逐个分析。而这些信息大致都包括数值类信息、文字类信息、逻辑关系类信息等，通过对这些信息进行处理和分析，便可以对财务管理中的相应事实现象进行解释和辨认。

目前，在智慧财务管理中所应用的模式识别系统，通过以下七个方式进行识别工作：统计模式识别法、结构模式识别法、模糊模式识别法、多元数据图形特征、模式识别法、多元信息融合模式识别法、仿生模式识别法。下面主要介绍常见的二种模式识别方法。

统计模式识别法在应用过程中，主要是通过财务信息中的特征向量进行描述，将财务信息中的每一个特征向量的元素，代表模式的一个特征或者属性。然后通过这些特征向量来构成相应的空间，通过该模式实现在智慧财务管理中，进行数据的自行获取、数据的处理、数据的特征性选择，数据的分类抉择。这样就可以通过计算机对财务信息中的各种数据特征进行分类识别，并对财务信息中有用的数据进行特征归纳，对相应的数据进行复原。

模糊识别在智慧财务的应用过程中，主要是建立在最大隶属原则的基础上进行识别工作，然后通过计算机中相应的标准模型、数据库所提供的模型，对各个财务数据模型进行分类。模糊识别的基本的运作思想是通过对已知的若干训练样本进行聚类模糊判断，再获取相应的标准样本信息，然后通过识别与计算待选择样本属于各个模式中的相对隶属度。但是在实际应用过程中，通过模式识别系统具有较大的人为干扰因素，最主要源于模糊隶属度和可信度都是由财务工作人员进行事先确定的，因此在财务数据判断过程中存在着较大的主观性。

仿真模式识别在智慧财务应用过程中，主要是对事物进行认识而不是对事物进行区分，该模式识别在财务应用的过程中，更接近于人类认识事物的特性。由于传统财务工作中的模式识别和分类算法都是基于确定了样本的前提下，对假定同类样本的互相之间关系进行判断，但是在客观意义上这些样本信息都具有一定的联系，所以部分样本信息无法被清楚的识别。但是通过仿生模式识别系统便可以发现每一个样本信息之间存在着规律性关系，同时还可以通过仿生模式识别系统中的特征空间，将样本形成某种多维几何图形，从而以一种几何模型的识别原理对样本信息特征进行识别。

通过这些模式识别在智慧财务管理中的应用，可以更好地提高财务管理过程中的管理环境，同时还有效的识别了财务管理中的管理目标。在财务管理中，这些模式还可以识别出目前企业在经营过程中所面临的金融危机和财务管理过程中的风险因素，这样企业管理者便可以针对这些风险因素，从而提出针对性的解决策略。同时，在公司的财务管理过程中应用这套模式识别系统，可以对公司财务管理中的结构进行有效的识别，从而了解到公司财务控制过程中的特征方式。这样就可以更好地帮助企业进行现金的管理，保障企业的资金安全，降低企业经营过程中的风险因素，从而化解企业的经营过程中潜藏的财务危机。

第二节　财会人工智能对会计信用体系的影响及挑战

一、人工智能的定义

人工智能，即 AI，它是研究、开发用于模拟、延伸和扩展人的智能的理论、方法、技术及应用系统的一门新的技术科学。从它的本质上来说，人工智能是能够模拟人类思维、进行人类智能活动的机器或系统。将人工智能的应用分为流程自动化和电算化普及的“初级阶段”和能够模拟人类思维进行判断、选择等智能活动的“高级阶段”。目前，人工智能的应用大致停留在“初级阶段”，与真正的“人工智能”仍有不小的差距。

二、人工智能在会计行业应用现状

从 2016 年开始，德勤会计师事务所率先正式宣布将人工智能引入，“小勤人”一时间成为热议的话题。随后两年间，四大会计师事务所纷纷推出财务机器人和财务机器人流程自动化解决方案。为了提高财务工作效率，紧随时代脚步，各大国企也在财务工作方面试水机器人流程自动化，比如中化国际引入了普华永道机器人、大连重工引入德勤“小勤人”。此时，一场对传统会计行业的变革已然开端，机器人流程自动化进入人们视野，挑战传统财务人的工作岗位。目前，会计方向对人工智能的应用普遍处于较为初级的阶段：应用基于机器人流程自动化技术实现的财务机器人，也是人工智能技术在财务数字化领域的初级应用。即在电脑上安装机器人软件，教授机器人在电脑上进行财务的操作，类似于对新员工进行培训。

1. 财务机器人的职能

在初级应用中，财务机器人主要用以替代重复、长时间且低附加值的人工操作，帮助提升工作效率与质量。它的主要功能有替代财务流程中的手工操作；管理和监控各自动化财务流程；录入信息、合并数据、汇总统计；根据既定的业务逻辑进行判断识别。

2. 财务机器人的优点

相较于人工，财务机器人目前在多项财务流程中表现突出；在银行对账流程中，对账和调节表打印工作可以在无人工干预的情况下每日迅速、大量完成；在填制报表中，通过获取财务数据并进行指定的逻辑计算，可以准确、快速完成上报；在税务方面，待验真伪的发票可以直接被财务机器人发送到国税总局的查验平台验证真伪等等。总之，在目前会计基础工作的应用中，财务机器人的速度、效率准确性以及对企业经济效益的提升都远远优于人工操作。

3. 财务机器人应用领域

目前，在财务领域运用的财务机器人技术大部分为处理、识别数据等会计人员基本的财务操作，在更进一步的学习。规划方面仍有很大进步空间。也就是说，目前人工智能在一般的会计活动如现金支出和管理、财务控制和报告、税务等领域机器人自动化应用最广，在财务规划与分析、风险管理等领域有待进一步发展。未来随着人工智能技术的不断进步，会计人员将更多的从机械重复的工作中解放出来，完成更具有挑战性的工作，获得更大的自我价值提升。

三、工智能在未来会计领域的发展

1. 财务会计与管理会计相融合。当前初级阶段的应用中，人工智能在会计领域中主要是以处理财务数据、财务报表为内容和方向的。随着人工智能应用范围的扩大和信息技术的深层发展，人工智能的应用将进入高级阶段，财务会计的岗位职责也将随之相应向高层次推进，也就是所谓管理会计。管理会计能更为透彻地分析制定企业的发展战略以及运营管理，促进企业可持续健康发展。人工智能可以从财务信息共享以及数据筛选汇总性增强方面提供更大助力。通过一系列模拟人类思维的计算，高级阶段的人工智能能够通过分析数据，提供数个可行的方案，供高级管理会计人员选择。例如在数字和连接时代，区块链可以改变商业和分类账原有的基本构成。区块链能够在不同地理位置实现计算机网络共享，如将其与人工智能结合，能够为管理会计提供获取实时信息和趋势跟踪的能力，有利于提高管理扩展价值链及简化合同等。

2. 会计安全意识不断强化。人工智能在会计领域的另一大发展趋势是财务会计的安全意识会不断强化。由于人工智能收集处理大量电子数据，网络的风险性及市场的风险性将是一个不可避免的话题。在人工智能普及应用之前，必要的安全预警制度以及预警体系的建立是必不可少的。而人工智能平台的搭建，对财务信息安全及企业财务风险的预警与防控提供了极大的便利。

3. 财务会计资源整合进程加速。财务会计在相关的资源整合层面的趋势将更加显著。RPA 系统就是一个很好的例子，它应用于完整的财务共享平台，涵盖应收应付共享、费用报销和支出控制共享税务和发票管理共享、税务和发票管理共享、采购共享等。将流程标准化和自动化，将敏捷性和质量标准纳入流程，对财务职能来说已经成为重中之重。一方面依托人工智能建立的财务信息共享平台，能更优化地整合财务链条上的信息，从而为企业的财务发展及财务决策提供必要的数据支持；另一方面财务信息预警机制又能为企业财务提供保障，来满足应对复杂外部发展环境的需要。在人工智能整合资源的处理下，企业能够对整个财务会计流程进行优化，实现更高的应用价值。

四、人工智能在会计领域应用面临的问题

1. 行为无法监督。在人工智能的高级阶段，通过采用类似 AlphaGo 与微软小冰的机器学习是人工智能的主流。由于机器学习采用的是黑盒模式，人们无法通过直接阅读代码来了解机器学习的成果，只能通过观察结果来判断机器学习的成效。举例来说，在自动报税方面，如果机器学习的样本中存在了错误的报税案例，但并没有在最终产品试用中暴露这个错误，一旦真正投入使用，如果错误出现，将会导致严重的后果。

2. 行业标准不一。当前的人工智能在会计领域属于新兴事物，然而现行的规章制度更多的是针对会计电算化，而非人工智能。因此，如果管理层通过操纵系统而达到个人的目的，造成经济纠纷，那么也是难以解决的。人工智能能够模拟人的思维，正是由于类似性，舞弊行为很难界定是人的因素还是机器的因素。

3. 数据安全问题。由于人工智能系统依赖于电脑，并且所有分公司的财务数据都需要传输至系统进行分析，因此公司财务信息安全便成了需要着重考虑的因素。在如今，财务数据泄密、资金被盗现象频出，若对手公司在本公司植入病毒，将对公司造成很大影响。

另外，如果人工智能系统对数据进行误操作，导致公司财务数据全部灭失，影响将会是极其重大的。

4. 投入成本过高。采购一人工智能系统的成本高昂，目前仅有大型公司有能力引进，并且通常应用于财务共享中心。同一集团下的公司共享人工智能系统无可厚非，但是人工智能系统对于中小公司来说是难以负担的。初始投入与后期维护的成本都较为高昂，并且由于财务数据的机密性、企业财务系统以及科目设置各不相同，共享使用人工智能系统的可行性有待进一步评估。

5. 影响就业稳定。在过去会计电算化全面推开的时代，有大批无法掌握电脑基本操作的会计人员被迫离开。可以预见，在向人工智能转变的期间，也有大量的会计人员将面临工作变动，从而影响就业的稳定。

第三节　财会人工智能对财会人员的影响及挑战

一、财会人员在人工智能时代的新机遇

1. 人工智能并不擅长需要创造力，规划能力以及跨领域思考等类型的工作。这样的观点。而且就目前人工智能的发展程度来看，人工智能并不能全面取代财会人员，但是财会人员却能够通过人工智能系统完成一些重复性、基础性的工作，从而提高自己的工作效率。所以财会人员应该抓住人工智能的局限性，提升自己的不可被替代的能力，如规划能力和创造力，让自己转型发展成具有综合能力的管理人才。

2. 会计理论的发展存在滞后性和日新月异的科技发展速度相比，会计理论的发展就缓慢多了，但会计理论发展的滞后性也是给予财会人员的机遇。随着时代进步，会计电算化逐渐取代传统的会计手工账，会计理论也会随着相关技术的变革而不断发展。但在这个变革的过程中，往往需要大量熟知会计理论的财会人员提供专业的知识，以此来完善并加快改革的进程。所以在人工智能进入财会行业的过程中，财会人员应紧紧抓住这个机遇，在参与变革的过程中不断提升自己的专业能力，跟上时代发展的潮流。

3. 人工智能存在安全隐患

人工智能虽然能代替基础财务人员，完成原始凭证以及各种账表的录入工作，从而实现会计核算电子化以及电子票据的普及化，并将各种财务数据以电子形式进行整理分析以及保存。虽然电子存储数据有很多优点，例如占用空间少，能够保存大量数据并且查找方便。但是将公司所有的数据存储在电子系统中存在很大的安全风险，如果系统的防护措施不到位的话，可能被黑客攻击从而大量泄露公司的财务数据，给企业带来不可预测的损失。

二、财会人员在人工智能时代的新挑战

1. 会计行业大量传统岗位被取代随着人工智能技术的发展和互联网时代的到来，市场上对传统会计岗位的需求大量减少，就像 20 世纪 80 年代会计电算化在我国开始普及发展，逐渐取代传统的手工做账一样，人工智能的普及也将取代大量简单的会计记录和核算工作岗位。而这些岗位上的财会人员如果不能及时学习充实自己的话，将面临失业的困境。

2. 企业对财会人员的要求提高目前德勤会计师事务所已经开发出了一款财务人工智能机器人，该机器人不仅能将人工智能技术运用到会计师事务所平时的会计、税务和审计工作上，还能大量运用在企业的财务管理中。长时间，高精准地进行会计工作的机器人将大量接替技术含量不高的工作。

所以随着人工智能的普及，企业对财会人员的要求也将从最初的对企业财务的审核和计算提高到要求企业的财会人员不再局限于一个会计的视角，而是要求自己的财会人员能够运用领导的思维，站在企业的角度去审视自己的工作内容，运用相关的财务数据和专用知识为企业的发展提出可行有效的建议。这就要求如今的财会人员若想成为各大公司所需要的综合性人才，不仅培养自己的大局观，还要在专业技术才能、商业技能、个人创新能力以及领导才能这些方面全面提升自己。

三、企业财会人员如何应对人工智能背景下的机遇和挑战

（一）财会人员在人工智能时代的新机遇

1. 人工智能工作范围有局限性

人工智能不擅长需要创造力、计划能力和跨领域思考的任务。在目前人工智能的发展水平上，人工智能无法完全取代会计人员。但是会计人员可以通过人工智能完成一些重复性的基本任务，从而提高效率。因此，会计人员应了解人工智能的局限性，提高其不可替代的计划和创造力，并将其转变为综合的人才管理能力。

2. 会计理论的发展相对滞后

与科学技术的飞速发展相比，会计理论的发展要慢得多。但是，会计理论发展的延迟却为会计师带来了机会。随着时间的推移，计算机会计将逐渐取代传统的会计，会计理论将随着相关技术的变化而不断发展。在这种转型过程中，经常需要许多熟悉会计理论的会计师提供专业知识，以改善和加快改革进程。因此，在人工智能进入会计行业的过程中，会计人员要牢牢抓住这一机遇，不断提高自己的专业能力，参与改革，顺应时代潮流。

3. 人工智能存在一定的安全隐患

人工智能可以取代基本的财务人员。完全填写原始凭证和各种账表，实现财会核算电子化和电子账单的普及，并以电子格式组织、分析和记录保存各种财务信息。尽管电子存储具有很多优点，例如占用空间小，可以存储大量数据并且易于查找。但是，以电子方式

存储所有公司数据会带来巨大的安全风险，如果没有安全措施，该系统可能会受到黑客的攻击，并导致大量公司财务信息泄露，造成不可挽回的损失。

（二）财会人员在人工智能时代的新挑战

1. 会计行业大量传统岗位被取代

随着人工智能技术的发展和互联网时代的到来，市场对传统会计职位的需求已大大下降，中国普及计算机记账，传统的人工做账逐渐被取代。人工智能的普及将取代许多简单的会计和会计工作。如果担任这些职位的会计人员不能及时学习和加强自己，他们将面临失业。

2. 企业对财会人员的要求提高

随着人工智能的普及，对会计人员的组织要求将从最初的审计和公司账户计算上升到要求公司会计人员不再局限于会计角度的，需要会计人员自己能够使用领导力思想，从组织的角度审查自己的工作，并使用相关的财务数据和特殊知识为组织发展提供可行和有效的建议。

这就要求如果当今的会计人员想要成为大公司所需的综合人才，那么他们不仅应树立集体观，而且还要在技术、专业、业务技能、个人创新能力和领导能力方面全面自我发展。

3. 高水平专业财务管理人才紧缺

在人工智能背景下，负责基础核算会计人员面临失业的危机，这些相关职位和工作交付给机器人时将被标准化并提高效率。减少了会计人员的日常工作量，减轻了工作压力，并且会计人员可以有更多的时间和精力来进行战略管理以及从事会计工作管理相关的工作。这要求具有更专业的财务管理知识的高级会计师参与公司实体的高级财务管理工作。随着基本财务会计和审计工作被人工智能财务机器人取代，公司将对高级财务管理人员，尤其是那些能够掌握新财务管理概念和技能的人员的需求更加迫切。

（三）财会人员应对挑战的建议

1. 及时更新学习会计的新知识，熟练使用各种财务会计软件

自古以来社会生存规则就是“优胜劣汰”，落后就要挨打。特别是作为要活到老学到老的会计师，如果不及时“更新充电”，就会被时代所抛弃。因此财会人员必须熟悉计算机会计系统的使用，并通过国家的会计人员专业教育平台及时学习各种会计知识和最新的国家财政政策。同时，通过各种渠道了解学习掌握人工智能知识，并在日常账户处理中合理地使用它们。

2. 积极转变思维，向管理会计转型

在人工智能时代，随着金融机器人的普及和许多金融软件的在线操作，企业会计岗位需求不断下降和调整，市场中会计岗位的需求总数逐年下降。影响最大的是从事基础会计工作的会计人员。对于这些会计师来说，为了不被人工智能时代所淘汰，他们需要及时更新其知识结构并提高自己的价值，以适应人工智能大环境下的财务管理需求。在人工智能

时代结合会计人员的基本情况和企业发展的实际需要，会计人员的最佳过渡路径是尽快从财务会计过渡到管理会计。

3. 打造自身软实力，提高职业胜任能力

财会人员应注重自身软实力的提升，如加强人际沟通。为了取得工作上的成功并实现自己的职业计划，仅靠强大的能力是不够的，财会人员需要足够柔和的能力，即良好的人际交往能力。组织内的良好沟通不仅会提高工作效率良好的沟通环境，有助于员工理解不同的目标，从而相应调整自己的行为并有效地寻求合作。性能良好的沟通能力可以提高管理效率，培养独立的分析能力和风险管理意识，并完成业务流程优化。同时利用全面的财务专业知识来控制公司风险并分析财务数据，以透视可能的业务和财务风险。

第四节　财会人工智能应用下财会发展对策

从目前人工智能发展的程度来看，现阶段处于初级阶段的人工智能仅仅只能取代一些比较简单、重复和繁琐的工作，还不能完全取代会计人员的工作，并且现阶段人工智能的应用范围较小，小规模的公司使用人工智能代替人力的成本比较高，许多大型企业在会计、审计、税务等部门都还未使用人工智能去替代工作，其中这也与人工智能的现阶段存在的相关问题有关，所以人工智能在会计行业的应用问题还值得深入探讨和研究。但不可否认的是，在现在这个科技发展日新月异的时代，人工智能正在不断发展和进步，在未来的一段时间内人工智能对于会计行业必定存在一定的影响。针对国内乃至世界人工智能发展和应用的情况以及人工智能对会计行业的影响状况，需要采取有效的措施来降低人工智能对会计行业的冲击。

一、人工智能初级发展阶段应对策略

1. 逐步调整会计人才培养计划。根据人工智能的发展情况，强化会计人才队伍的建设。改变相关会计人才的培养计划和相关会计证书考试内容，联合教育行业在原有的基础上适当转变会计教育的模式，不能将会计教育仅停留在初级的会计电算化阶段，而是需要不断完善会计教育体系和学科知识，培养能够操作智能财务系统的会计人才，有意识地引领会计人才队伍向高级会计管理方向发展，建立具有符合时代发展特征的高素质会计人才队伍。同时，在一定的范围内倡导人工智能在会计等行业的应用，试点运行后对于运行效果在运行效率、运行保密性等方面进行测评和评价，研究人工智能在会计行业的持续、长期的应用价值，为未来人工智能发展到高级阶段奠定良好的应对基础。

2. 实务界需转变意识。在人工智能逐渐普及应用的时代，对于企业来说既是机遇也是挑战。企业需要逐步转变关于业务处理辅助工具应用的意识，在有条件的基础上，考虑使

用适合企业的现代技术来辅助相关会计工作。现阶段人工智能对于会计工作的替代性虽说只是初级的部分替代，但企业需重视人工智能对会计方面的应用，将适合的人工智能系统应用在会计工作上，在合理的使用中能够提高工作效率，降低相关的交易成本。同时，逐步组织企业相关员工进行技能培训，从企业内部提高企业人员业务处理的质量和效率，进而提高企业的相关竞争力，利用好人工智能时代的发展机遇，采取适当的措施来面对挑战。

3. 会计人员需逐步向复合型、管理型人才转型。在我国基层初级会计人员的基数较大，但高级会计人才缺口较大。在人工智能不断普及的时代，企业在逐步应用高科技的产品来处理业务，因而企业相关员工也需要随着企业的转变做出相应的技能调整。在人工智能发展的初级阶段，会计人员要认清会计行业以及自身在行业中的定位，转变传统的对会计行业思维观念，做到自主转型，适应时代的发展和社会的需求。计人员除了要对会计专业知识熟练掌握以外，还要对金融、税收行业知识，法律法规，计算机语言技术等有综合掌握的能力，根据现代科技的发展情况积极了解和不断学习提高自身的素养水平，从单一的行业从业人员向复合型人才转型。同时，会计人员要向管理型人才转变，人工智能能够替代重复性高的事务，在会计核算方面的替代性是相当高的，能为相关的工作提供决策所依据的数据信息，即便达到高级阶段后，能提供决策意见，但无法代替人做出最终的相关决策，因为决策要结合多方面因素，甚至涉及到相关的人文情怀等因素。综上，会计从业人员要适应时代发展的趋势，逐步向复合型、管理型人才转变。

二、人工智能未来高级阶段应对策略

在未来人工智能高级阶段，可以预测到人工智能在各行各业的应用已经相当广泛，并且能够替代较为高级的人力做出相应的判断和决策。在高级阶段中同样需要采取相关的措施来应对人工智能对于会计行业的冲击。根据人工智能发展初级阶段的相关措施，高级阶段需深化初级阶段的做法：其一，国家要全面更新和落实会计人员的培养计划，适度减少初级会计人员的数量，增加中级和高级会计人员的数量，特别是增加高级会计人才的数量；其二，企业需在利用好人工智能前期发展机遇的基础上深入应用相关的技术，进一步提升企业处理会计业务的质量和效率，同时能够应用人工智能对企业未来的财务管理方面做出相应的参考判断和决策；其三，会计从业人员在人工智能初级阶段逐步转型的基础上，强化管理性和批判性思维，做到对法律、金融等行业知识的融会贯通。

结　语

医院进行有效的预算管理更有助于提升医院自身的财务水平，同时也是全面提升其管理水平的重要举措。医院在制定有关方案时，应该确定对预算管理的了解，明确医院预算管理的方向和内容。事实上，预算管理对医院的资金使用有一个指导性的作用，并且对于医院的发展至关重要，在具体的执行过程中，要注重规范化、科学化，进一步完善有关的管理体制。

新时代下各个医院之间的竞争越来越激烈，为了能够在市场中站稳步伐，其最主要的就是要加强医院的预算管理，建立健全相关的预算体系，落实预算工作并提高服务质量，这样以来才能减少开支，增加企业经济效益和实力，为医院的未来发展奠定了良好的基础。

医院财务分析工作成果的取得不仅依靠对财务分析内容的了解，还要认真探取财务分析工作中应该注意的事项，并严格按照财务分析注意事项做好财务分析工作。财务分析还要与医院的管理相适应，财务数据也和医院的主要经营管理活动要相适应，所以财务分析工作不能脱离医院的管理进行分析。只有真正做好财务分析全面合理，才能为医院管理工作提供科学合理的财务分析数据，为医院管理层提供准确有效地会计信息，以做出科学的管理决策。

总而言之，应根据医院的实际情况，选择合适的财务分析指标，对医院存在的问题进行恰如其分的分析、判断。在使用医院财务指标进行财务分析时，应运用科学的分析方法和财务评价指标体系，进行纵向和横向比较，除利用财务指标比较，还应利用非财务指标进行综合、全面、动态的对比分析，以满足管理者的需要，使医院管理者明确定位，对医院经营决策及时进行调整，使医院在竞争中处于不败之地。

参考文献

[1] 高询杰 . 现代医院预算管理与财务决策 [M]. 延吉：延边大学出版社，2019.

[2] 周晓梅 . 现代医院全面预算管理 [M]. 北京：北京工业大学出版社，2019.

[3] 方福祥 . 预算重构基于医院战略的精益管理 [M]. 北京：中国协和医科大学出版社，2020.

[4] 徐元元，田立启，侯常敏，等 . 医院经济运行分析 [M]. 北京：企业管理出版社，2018.

[5] 傅天明 . 医院永续经营 [M]. 中译出版社，2018.

[6] 秦环龙，范理宏 . 现代医院管理实用操作指南 [M]. 上海：上海三联书店，2017.

[7] 丁朝霞，杨涛 . 医院运营精细化管理理论与实战 [M]. 广州：中山大学出版社，2017.

[8] 李连成，莫大鹏，付应明 . 现代医院管理制度全集上 [M]. 北京：中国言实出版社，2020.

[9] 储爱琴 . 医院医疗保险管理理论与务实 [M]. 合肥：合肥工业大学出版社，2016.

[10] 王兴鹏，万国华，钟力炜 . 医院全质量管理理论与实践 [M]. 上海：上海交通大学出版社，2016.

[11] 徐元元 . 政府会计制度医院会计实务与衔接 [M]. 北京：企业管理出版社，2019.

[12] 翁开源，王浩，廖瑞斌，等 . 医院管理学 [M]. 北京：人民军医出版社，2015.

[13] 李乐波 . 管理会计在公立医院改革中的应用研究 [M]. 杭州：浙江工商大学出版社，2017.

[14] 莫求，王永莲 . 医院行政管理 [M]. 上海：上海交通大学出版社，2019.

[15] 张萌，汪胜 . 医院管理学案例与实训教程 [M]. 杭州：浙江大学出版社，2017.

[16] 许崇伟，郭石林，邓光璞，等 . 中国医院投资与运营实务 [M]. 广州：广东人民出版社，2014.

[17] 丁朝霞，杨涛 . 医院运营精细化管理理论与实战 [M]. 广州：中山大学出版社，2017.

[18] 吴亚杰 . 数字化医院 [M]. 郑州：河南科学技术出版社，2015.

[19] 查学安，赵金祥，唐贞力，等 . 新医改背景下公立医院改革与文化建设 [M]. 广州：广东人民出版社，2014.

[20] 李艳，赵燕，龙凤好 . 财务决策实验教程 [M]. 北京：首都经济贸易大学出版社，2018.

[21] 韦德洪 . 财务决策学 [M]. 北京：国防工业出版社，2015.

[22] 耿丽君 . 财务分析与决策研究 [M]. 吉林出版集团股份有限公司，2019.

[23] 钱庆文 . 医院财务管理 [M]. 北京：中国对外翻译出版公司，2021.

[24] 周晓梅 . 医院财务管理 [M]. 北京：北京工业大学出版社，2019.

[25] 陈英博 . 现代医院财务管理探索 [M]. 北京：现代出版社，2020.

[26] 王文霞 . 现代医院财务与会计实务 [M]. 北京：中国商业出版社，2020.

[27] 张红霞 . 医院财务管理研究与实践 [M]. 天津：天津科学技术出版社，2019.

[28] 夏冕 . 中国公立医院财务治理研究 [M]. 北京：科学出版社，2020.

[29] 秦峰 . 医院财务管理研究 [M]. 天津：天津科学技术出版社，2017.

[30] 罗登培 . 医院财务管理与分析 [M]. 北京：现代出版社，2017.